ÉTUDE CLINIQUE ET EXPÉRIMENTALE

SUR LA

VISION MENTALE

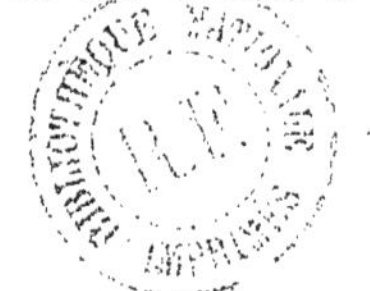

PAR

GEORGES CROUIGNEAU

Docteur en médecine de la Faculté de Paris
Interne des Asiles d'aliénés de la Seine-Inférieure (Saint-Yon)
Ex-interne de l'Hôpital général de Dijon
Lauréat de l'Ecole de Médecine de Dijon (1879 et 1880)
(Né à Dijon le 24 janvier 1859)

PARIS

DELAHAYE, ÉDITEUR

PLACE DE L'ÉCOLE DE MÉDECINE

1884

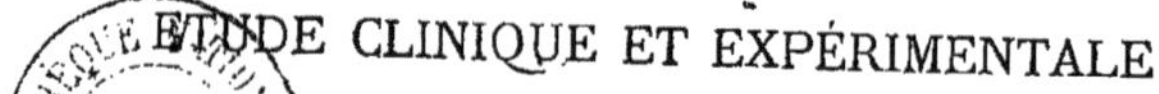

ÉTUDE CLINIQUE ET EXPÉRIMENTALE

SUR LA

VISION MENTALE

ÉTUDE CLINIQUE ET EXPÉRIMENTALE

SUR LA

VISION MENTALE

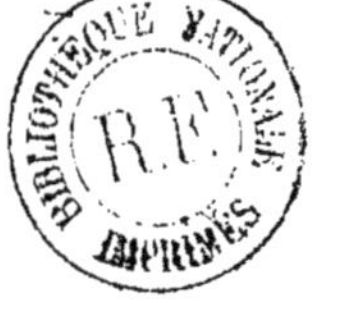

PAR

GEORGES CROUIGNEAU

Docteur en médecine de la Faculté de Paris
Interne des Asiles d'aliénés de la Seine-Inférieure (Saint-Yon)
Ex-interne de l'Hôpital général de Dijon
Lauréat de l'Ecole de Médecine de Dijon (1879 et 1880)
(Né à Dijon le 24 janvier 1859)

PARIS
DELALAIN FRÈRES, LIBRAIRES-ÉDITEURS
56, RUE DES ÉCOLES, 56

1884

ÉTUDE CLINIQUE ET EXPÉRIMENTALE

SUR LA

VISION MENTALE

INTRODUCTION

La *Vision mentale* est une faculté intellectuelle qui consiste à percevoir et à concevoir les impressions qui viennent frapper notre rétine.

Chercher à établir nettement son existence en nous appuyant sur la physiologie expérimentale, sur les données cliniques et anatomo-pathologiques; différencier les uns des autres les symptômes sous lesquels nous apparaissent ses lésions (cécité psychique, cécité corticale, cécité verbale), symptômes si souvent confondus par la plupart des auteurs, tel est le but que nous nous sommes proposé.

L'idée de ce sujet nous est venue en étudiant, sur le conseil de notre éminent maître monsieur le docteur Foville, inspecteur général des établissements de bienfaisance, l'état des cinq sens chez les paralytiques généraux. C'est en recherchant les modifications de la vue chez ces malades, que notre intérêt fut vivement excité, que nous fûmes frappés par ces troubles particuliers, encore peu vulgarisés en France, bien que récemment signalés en Allemagne et en Angleterre.

N'ayant ni l'autorité, ni la compétence suffisante pour entreprendre un travail de longue haleine, nous avons préféré nous borner à ce côté de la question.

Nous n'avons pas la témérité de croire que nous avons résolu dans tous ses termes le problème qui fait le sujet de cette thèse, nous voulons seulement essayer de contribuer pour notre part à sa solution, trop heureux si nous réussissons dans notre entreprise.

Avant d'aller plus loin, qu'il nous soit permis de remercier ici M. le docteur Foville de ses bons conseils et de la bienveillance qu'il a bien voulu nous témoigner.

Nous sommes heureux aussi de pouvoir rendre un public hommage de gratitude à notre affectionné maître, M. le docteur Cortyl, Directeur-Médecin en chef de l'asile de Saint-Yon, qui a toujours été si plein de bonté pour nous.

M. le Docteur Kéraval, médecin-adjoint, n'a pas hésité à mettre à notre disposition ses connaissances approfondies de la langue allemande et son expérience en matière d'opérations physiologiques. C'est grâce à lui que nous pouvons donner la traduction des principaux passages des savants d'outre-Rhin ayant trait à notre sujet, et que nous avons pu observer les phénomènes dérivés de l'expérimentation des animaux. Son inépuisable complaisance ne nous à jamais fait défaut un seul instant.

Son collègue M. le docteur L. Martinenq, nous a fort habilement aidé dans différentes opérations que nous eûmes à pratiquer.

Nous les prions de recevoir l'assurance de notre affectueuse et sincère reconnaissance.

Enfin nous terminerons cette courte introduction en remerciant nos amis et collègues MM. Nercam et Lethiais de l'obligeance qu'ils ont mise à nous aider dans le cours de notre travail.

EXPOSITION ET DIVISION DU SUJET

Chacun de nos sens, pour fonctionner normalement, doit remplir deux conditions essentielles : d'une part, les organes périphériques doivent être sains ainsi que les fibres nerveuses qui les réunissent aux centres gris du cerveau pour y conduire les perceptions ; d'autre part, les centres nerveux où s'élaborent ces perceptions pour se changer en conceptions, doivent exister et être également sains.

L'ensemble fourni par les données de ces différents centre vient constituer ce que nous appelons l'intelligence.

Qu'une lésion destructive porte donc ; soit sur l'un d'eux, soit sur les fibres d'association qui les réunissent les uns aux autres pour rendre leur action synergique, nous obtenons des troubles très importants à diagnostiquer.

Pour ne nous occuper ici que de la vue, nous aurons à rechercher d'abord si cette faculté intellectuelle qui consiste à percevoir et à concevoir les impressions venant frapper notre rétine, et que nous désignons sous la simple appellation de *vision mentale*, a un côté somatique que nous puissions déterminer ; si elle dépend de l'intégrité et du fonctionnement de tel ou tel ordre de cellules, dont il nous soit permis de désigner la place exacte dans l'encéphale.

Pour élucider ce premier point, nous nous baserons sur les résultats que nous donne la physiologie expérimentale chez les animaux, et que viendra contrôler ensuite les recherches d'anatomie pathologique.

Nous étudierons les belles expériences de Munk, en Allemagne, de Ferrier, en Angleterre, et nous en joindrons que ques-unes de personnelles. Elles sont bien insuffisantes, et nous aurions voulu mieux faire, mais sans laboratoire et très mal outillés, nous eûmes à vaincre de nombreuses difficultés pour arriver au résultat que nous avons obtenu.

Après le côté expérimental, nous abordons la partie clinique, dans laquelle nous nous sommes efforcés d'étudier la marche et les caractères des différents symptômes par lesquels évoluent les affections de la vision mentale.

Nous avons vu alors qu'il y avait lieu de distinguer, tant au point de vue des caractères, qu'au point de vue des lésions anatomiques auxquelles on semble pouvoir rapporter ces troubles de la vision, deux types, la plupart du temps confondus et cependant bien distincts : la *vision mentale des objets*, et *la vision mentale des signes.*

En un mot, et pour nous résumer; après avoir jeté un rapide coup d'œil sur l'historique de la question, nous diviserons notre travail en trois parties :

1re partie : Physiologie de la vision mentale d'après les données de la vivisection ; étude de Munk, Mauthner, Goltz, Ferrier ; expériences.

2e partie : De la vision mentale des objets d'après les données cliniques et anatomo-pathologiques coordonnées (cécité psychique, cécité corticale).

3e partie : De la vision mentale des signes (cécité verbale).

HISTORIQUE

L'historique de la vision mentale ayant déjà été fait en partie avec beaucoup de soins par Mlle Nadine Skwortzoff (1), dans sa thèse sur la cécité et la surdité des mots, nous en détacherons le passage suivant :

« C'est Panniza (1855) qui fut le premier à établir que « toutes les circonvolutions des lobes postérieurs du cerveau « concourent à la fonction visuelle ». Il a fait de nombreuses recherches physiologiques et a cité deux cas de cécité avec lésion du lobe occipital. En 1874, Hitzig admettait qu'une lésion destructive du lobe occipital produisait la cécité du côté opposé. Ensuite MM. Ferrier, Munk, Nothnagel, Luciani et Tamburini ont étudié la question, tant au point de vue expérimental, que sous le rapport de l'anatomie pathologique. Ces observations tout en différant quant au siège précis du centre visuel, admettent toutes que ce centre se trouve dans la partie postérieure du cerveau et qu'il ne dépasse pas en avant le pli courbe.

« De nouvelles et nombreuses recherches sont encore nécessaires pour résoudre la question. Cependant ces faits cliniques rassemblés par Panizza, MM. Ferrier, Huguenin, Nothnagel, Luciani et Tamburini, indiquent déjà que la localisation des centres sensitifs n'est pas une hypothèse gratuite, mais qu'elle a un fond scientifique. Les cas de cécité et de surdité des mots, avec lésion siégeant dans les points indiqués, viennent à l'appui de cette manière de voir. »

---

(1) Mlle N. Skwortzoff, de la cécité et de la surdité des mots dans l'aphasie thèse de Paris, 1881.

Nous constatons que lorsqu'il s'agit des troubles cliniques de la vision mentale, tous sont confondus les uns avec les autres et décrits sous les noms les plus variés. Depuis le cas de cécité des mots du Dr Spalding (1772), et celui cité plus tard par Trousseau dans son discours prononcé à l'Académie de médecine en 1865, nous trouvons cette même année une observation de Van ben Abeele sous la dénomination ; *Amnésie de l'écriture avec conservation de la parole.*

En 1868, Quaglino nous présente un malade atteint de cécité psychique. Les malades de Broadbent (1872) Westphaal (1874) ont de la cécité verbale. Legroux en 1875 dans sa thèse d'agrégation, nous donne un cas très incomplet.

Parallèlement à ces observations cliniques, des études exrimentales sont entreprises par Mac Kendrick sur les pigeons en Angleterre (1873), et plus tard en 1878 par Ferrier, sur un grand nombre d'animaux, pendant qu'en Allemagne H. Munck faisait de son côté ses remarquables découvertes (1876-77) analysées et critiquées en 1881 par Mauthner et par Goltz.

Le premier travail écrit sur la cécité des mots est dû à Küssmaul dans son mémoire sur les troubles de la parole (1876). En même temqs que lui, Fürstner décrivait des cas de cécité psychique et de cécité corticale, et attirait tout spéciacialement notre attention sur ces symptômes que l'on n'avait pas encore remarqués.

De nouveaux documents furent alors apportés à la question par Reinhard (1879), Wilbrand, Wernicke (1881), Stinger (1882) Francis Galton (1883) (1), à l'étranger ; Magnan, Déjérine, Robin (1880), Chauffard, N. Skwortzoff (1881), enfin MM. d'Heilly Chantemesse, et Charcot (1883), en France.

(1) Francis Galton, Inquiries into-human Faculty; mental Imagery, London, 1883.

PREMIÈRE PARTIE

PLURALITÉ DES MÉMOIRES, PHYSIOLOGIE DE LA VISION MENTALE

D'après les données de la vivisection. Etude de Munk, Mauthner, Goltz, Ferrier. — Expériences.

§ I.

La vision n'est pas un acte simple en lui-même. Elle comprend un ensemble complexe de phénomènes, que nous ne différencions pas à l'état normal à cause de l'habitude. mais que la pathologie est venue nous faire analyser en attaquant l'une ou l'autre de ses parties.

Nous regardons un objet : son image vient impressionner notre rétine. Aussitôt cette perception est communiquée au cerveau qui la change en sensation. Nous avons alors conscience de la présence de l'objet, nous le voyons. Mais dans cette opération si peu compliquée en apparence, nous faisons déjà appel à tout un acquis de connaissances antérieures, qui seul peut nous donner la notion de l'espace, c'est-à-dire la distance, la profondeur, le relief.

L'enfant, alors que ses yeux s'ouvrent à la lumière, apprend peu à peu à voir. Il appelle pour cela ses autres sens à son aide, le toucher surtout. Ses mouvements sont vagues, incertains, lorsqu'il veut saisir quelque chose, souvent il manque son but ou tâtonne avant de le trouver. Par l'éducation, il se rappelle que telle ou telle ombre, tel ou tel effet de lumière répond à un état particulier, à une situation déterminée d'un objet qu'il a pu constater différemment, et désormais ce fait acquis constitue dans sa mémoire une sorte de *résultante*, si je puis m'exprimer ainsi, dont il se servira spontanément, sans même s'en rendre compte, lorsqu'il en aura besoin.

Par l'habitude, le primitif et l'acquis se sont si bien fondus que, pour le sens commun, il n'y a là qu'un acte simple, immédiat, quoique l'analyse, les expériences, les cas pathologiques prouvent le contraire. Nous trouvons un fait analogue pour le langage articulé, comme nous le verrons lorsque nous parlerons de la cécité verbale.

« Ces actions automatiques secondaires, acquises, sont le fond même de notre vie journalière. Ainsi, la locomotion, qui chez beaucoup d'espèces inférieures, est un pouvoir inné, doit être acquise chez l'homme en particulier, qui a besoin de ce pouvoir de coordination assurant l'équilibre du corps à chaque pas, par la combinaison des impressions tactiles et visuelles. D'une manière générale, on peut dire que les membres de l'adulte et ses organes sensoriels ne fonctionnent si facilement que grâce à cette somme de mouvements acquis et coordonnés qui constituent pour chaque partie du corps sa mémoire spéciale, le capital accumulé sur lequel il vit et par lequel il agit, au moyen de ses expériences passées. Au même ordre appartiennent ces groupes de mouvements d'un caractère plus artificiel, qui constituent l'apprentissage d'un métier manuel, les jeux d'adresse, les divers exercices du corps, etc. etc. (1) »

A côté de ces groupes fondamentaux dont nous nous servons journellement, chacune de nos mémoires partielles peut conserver pour un temps plus ou moins long, le souvenir des phénomènes qui viennent l'impressionner.

Si par exemple, nous regardons une personne pour la première fois, son image perceptuelle se produit bien dans notre cerveau, mais nous ne la reconnaissons pas. La rencontrons-nous de nouveau ou cherchons-nous par l'effet de notre propre volonté à nous rappeler ses traits, les cellules impressionnées une première fois, entrant de nouveau en jeu, agissant à leur tour sur d'autres cellules qui ont enmagasiné la perception des premières; nous avons alors une image conceptuelle de la personne ce que les Allemands désignent sous le nom d'image du souvenir d'ordre optique.

« En fait, il n'y a donc pas une mémoire, mais des mémoires; il n'y a pas un siège de la mémoire, mais des sièges particuliers pour chaque mémoire particulière. Le souvenir n'est pas, suivant l'expression vague de la langue courante, « dans l'âme » : il est fixé à son lieu de naissance, dans une partie du système nerveux. (2) »

N'avons-nous pas encore une preuve de la pluralité des mémoires, quand nous en voyons plusieurs agir simultanément sans avoir même besoin de la conscience, comme par exemple lorsque nous causons tout en marchant ou en nous promenant à cheval, ou encore lorsque nous les voyons se suppléer réciproquement quand l'une d'elles vient à faire défaut, comme nous en verrons plusieurs observations dans la suite?

C'est à la pathologie surtout, que nous devons d'avoir pu remarquer combien chaque mémoire est parfaitement distincte et autonome dans sa sphère. En effet, il nous arrive de

(1) Ribot. Les maladies de la mémoire, p. 6.
(2) Ribot. Les maladies de la mémoire, p. 11.

rencontrer des malades dont toutes les mémoires sont parfaitement saines, sauf une ou deux.

Celui-ci, par exemple, *voit* bien mais il ne reconnaît rien de ce qui frappe ses yeux. Il lui semble être subitement transporté dans un monde inconnu, au milieu duquel il se trouve pour la première fois. Ses autres sens fonctionnent bien, seules les images du souvenir d'ordre optique ont disparu.

Celui-là *entend*, mais il lui est impossible de comprendre le son qu'il perçoit. Les mots n'ont plus aucun sens pour lui. Il se trouve dans la situation d'un homme tombé au milieu d'une peuplade sauvage, d'un pays inconnu ; la vue et l'ouïe sont très bien conservées, cependant les mots qu'il entend restent pour lui de simples phénomènes acoustiques ; ils ne suggèrent plus leur idée ; ils ont cessé d'être des signes. Il a perdu les images du souvenir d'ordre auditif.

Un autre reconnaîtra très bien tout ce qu'il voit, ou ce qu'il entend, seule la conception du langage écrit sera perdue pour lui. Il pourra écrire, il lui sera impossible de lire.

Du reste, ne voyons-nous pas chez un grand nombre d'individus normaux, chacune de ces mémoires inégalement développée. Taine en a donné de nombreux et excellents exemples. (1) Rappelons les peintres comme Horace Vernet et Gustave Doré qui pouvaient faire un portrait de mémoire ; les joueurs d'échecs qui jouent mentalement une ou plusieurs parties ; les petits calculateurs prodiges, qui *voient* leurs calculs devant leurs yeux ; l'homme cité par Lewes (2) qui « après avoir parcouru une rue longue d'un demi-mille, pouvait énumérer toutes les boutiques dans leur position relative » ; Mozart notant le Miserere de la chapelle Sixtine, après l'avoir entendu deux fois.

Dugald Stewart affirme sérieusement « que ces différences qui nous frappent doivent être imputées en grande partie à

---

(1) Taine, De l'intelligence.

(2) Lewes, problems of Life and Mind.

des différences d'habitude dans l'emploi de l'attention ou au choix que fait l'esprit entre les évènements ou les objets offerts à la curiosité (1) ».

Gall, le premier réagissant contre cette tendance, assigna à chaque faculté sa mémoire propre et nia l'existence de la mémoire comme faculté indépendante (2). Malheureusement son système de localisation était des plus fantaisistes, aussi ne tarda-t-il pas à tomber dans le plus complet discrédit, son point de départ cependant était vrai, on peut le ramener aux deux propositions générales suivantes, admises maintenant par la plupart des auteurs qui étudient le système nerveux : 1° Tout souvenir a son siège dans certaines parties déterminées de de l'encéphale. 2° L'encéphale comprend un certain nombre de régions différentes, dont chacune possède une fonction propre, tout en restant dans la connexion la plus intime avec les autres. »

L'expérience d'une part, la clinique de l'autre doivent seules nous servir de guides dans les recherches difficiles et délicates qui ont pour but la détermination de ces différents centres. Elles seules donneront à la science des résultats nets et précis dégagés de toute conjecture, de toute hypothèse.

Nous ne nous occuperons ici que des travaux relatifs à notre sujet, c'est-à-dire à la vision mentale, et pour cela jetons un coup-d'œil sur les expériences entreprises en Allemagne, en Angleterre et en France.

§ II

H. Munk (3) dans une première série d'expériences, trouva d'abord que le lobe occipital est en rapport avec le sens de la

(1) Philosophie de l'esprit humain, A. I, p. 310.

(2) Gall, fonctions du cerveau, A. I.

(3) H. Munk, expériences publiées dans verhandlungen der physiologischen gesellschafts zu Berlin, 1876-1879.

vue, le lobe temporal avec le sens de l'ouïe, chez le chien. En enlevant certaines parties déterminées dans le lobe occipital on fait disparaître ce qu'il appelle les *images du souvenir d'ordre visuel.* En enlevant certains points déterminés du lobe temporal on fait disparaître les *images du souvenir d'ordre acoustique.* L'état qui dérive de la mutilation d'une zone limitée du lobe occipital consiste en ceci : Que les animaux voient bien les personnes, les lieux, les objets qui leur sont familiers, mais qu'*ils ne les reconnaissent pas.* C'est là la *cécité psychique.* Elle ne fut que passagère, elle disparut dans l'espace de cinq à six semaines, temps nécessaire pour que les animaux pussent récupérer de nouvelles images du souvenir.

L'état analogue qui dérivait de la mutilation d'un point déterminé de la sphère auditive a été désigné par Munk sous le nom de *surdité psychique.* Les animaux mourant au plus tard au bout de quinze jours, on ne sait s'ils auraient récupéré les fonctions de l'ouïe.

Dans une seconde série d'expériences, il constata les faits suivants : « Quand on a enlevé à un chien, des deux côtés l'écorce du cerveau de la pointe des lobes occipitaux (qu'il désigne sous le nom de zone A [1]) (1) du 3e au 5e jour, lorsque la réaction inflammatoire a cessé, l'animal ne présente aucun trouble de l'ouïe, de l'odorat, du goût, du mouvement, de la sensibilité, mais il existe dans la sphère du sens de la vue un trouble tout particulier. Le chien se promène librement et sans gêne dans la chambre comme dans le jardin sans se heurter à aucun objet. Accumule-t-on des obstacles sur son passage, il les évite régulièrement sans broncher, ou bien s'il lui est impossible de les contourner, il les franchit sans maladresse. Seul le regard de l'homme qu'il saluait jadis joyeusement le laisse froid. Il demeure insensible à la société des chiens avec lesquels il jouait chaque fois qu'il les voyait. Quelle que soit sa faim et sa soif, — on en reconnaît l'intensité à ses mouvements nom-

(1) Voir les figures dans le progrès médical du 8 mars 1879, n. 10.

breux et rapides, — il ne va plus chercher comme jadis dans les coins de la chambre où il trouvait sa nourriture.

On a beau placer sur son chemin son écuelle ou sa jatte, il lui arrive souvent et même constamment de passer sans y faire attention. Les aliments qu'on lui montre n'excitent chez lui aucun mouvement tant qu'il ne les sent pas. Les yeux ne clignent point quand on en approche ou les doigts ou la lumière. C'est en vain qu'on lui montre le fouet qui précédemment le faisait fuir dans un coin, il n'en a plus peur.

Autrefois en lui tendant la main on obtenait qu'il donnât la patte du même côté. Aujourd'hui on peut lui présenter la main, sa patte reste au repos tant qu'on ne lui dira pas donnez-moi la patte. Il est évident que par l'extirpation de la zone indiquée, le chien a acquis la cécité psychique, c'est-à-dire qu'il a perdu les conceptions visuelles qu'il possédait, les images du souvenir acquises par les perceptions visuelles antérieures. De sorte qu'il ne connaît ou ne reconnaît plus ce qu'il voit. Mais le chien voit; les sensations visuelles parviennent à sa connaissance, il perçoit les objets, il se fait des conceptions sur leur existence, leur forme, leur situation, il lui reste seulement à enmagasiner à nouveau les conceptions visuelles, à en former des images du souvenir. On peut dire que le chien ainsi mutilé est revenu à l'état de sa plus tendre enfance, que comme le petit chien il lui faut apprendre à connaître ce qu'il voit, et que seules les fonctions motrices et l'éducation des autres sens peuvent abréger l'apprentissage. En effet on voit ce chien se diriger de tous côtés, flairer à droite, à gauche, les objets qu'il peut rencontrer de façon à expérimenter pour ainsi dire le monde extérieur. Ses yeux sont largement ouverts, il est certain qu'il ne tarde pas à s'orienter sur les objets indispensables à son existence. Il suffit de lui plonger la tête une ou deux fois dans sa jatte d'eau ou dans son écuelle de soupe pour qu'il s'y rende dès que la faim ou la soif se font sentir. C'est ainsi que 3 à 5 semaines après l'opération ce chien avait récupéré toutes les images du souvenir et ressemblait à un chien qu'on n'aurait jamais mutilé.

« Le point A[1] ne correspond pas à toute la sphère visuelle, celle-ci s'étend plus loin et occupe le lobe occipital en entier, mais il en est le centre, il est le siège de la plupart des images commémoratives acquises, qui sont le résultat des perceptions visuelles antérieures. Si on l'extirpe, comme nous l'avons vu, toutes les notions visuelles anciennes disparaissent. L'animal peut cependant en acquérir de nouvelles, elles sont perçues alors par le reste de la substance grise du lobe occipital, situé autour du point A1.

« Si l'on pratique l'extirpation d'une des régions de l'écorce grise située en dehors du point A[1] en avant, en arrière, au-dessus ou audessous de lui, on détermine la formation dans la rétine d'un *punctum cæcum*, différent du *punctum cæcum* normal, qui correspond à l'entrée du nerf optique dans la rétine. L'animal a alors deux *puncta cæca*, l'un *normal* au niveau de la papille, l'autre *accidentel* résultant de la lésion de l'écorce grise répondant à un point périphérique de la membrane nerveuse de l'œil.

« Si, chez un chien, on a pratiqué l'extirpation dans les régions voisines du point A[1] en laissant celle-ci intacte, et qu'on lui masque l'œil du côté de la lésion cérébrale, il semble d'abord qu'aucun trouble ne soit survenu : non seulement il voit bien, mais il reconnaît tout très bien, en sorte que la preuve qu'il n'a pas perdu les notions visuelles s'établit d'elle-même. Mais si l'animal est affamé et qu'on jette devant lui plusieurs morceaux de viande sur le sol, on remarque qu'il en laisse un certain nombre qui sont placés commodément devant lui, tandis qu'il en prend d'autres plus éloignés et plus difficiles à atteindre. On croit d'abord qu'il agit par inadvertance. Cependant, si on lui laisse à découvert les deux yeux, il saisit avec rapidité le morceau qui est devant l'œil du côté opéré; il suit facilement, avec cet œil, le morceau de viande qu'on place devant lui. Si, au contraire, on dispose le morceau de viande en face de l'œil qui est opposé à l'hémisphère opéré, tantôt plus tôt tantôt plus tard, il le perd tout d'un coup ; il le cherche alors partout, et s'étonne de ne plus le voir clairement; il se met à le chercher jusqu'à ce qu'il soit en présence de l'œil sain.

« Une autre particularité intéressante : c'est que le chien ne va pas saisir directement le morceau de viande ; mais il ne le prend qu'après avoir regardé tantôt à droite, tantôt à gauche, selon que le morceau se trouve d'un côté ou de l'autre et il ne le prend qu'après l'avoir cherché quelques instants. Après trois à cinq jours, les premiers troubles disparaissent ; dès la seconde semaine, l'animal est revenu à son état normal....

«... Ces recherches expérimentales nous permettent les déductions suivantes. Par cette extirpation, au *punctum cœcum* normal de la rétine, un nouveau *punctum cœcum* est ajouté : cette tache est *aveugle*, non par le manque d'éléments rétiniens impressionnables, mais par la perte des éléments cérébraux correspondants. Un morceau de viande dont l'image va se peindre à ce nouveau *punctum cœcum*, ne peut-être vu par le chiens à certains moments; dans les mouvements du globe oculaire, cette image disparaît, de telle sorte que l'animal croit avoir perdu son morceau de viande.

Mais bientôt, avec le temps et l'exercice, les sensations musculaires de l'œil lui venant en aide et lui révélant le siège du morceau de viande, il apprend à corriger les illusions produites par cette lacune nouvelle du champ visuel, comme à l'état uormal, il fait abstraction de la lacune du véritable *punctum cœcum* de la rétine... suivant le point de la région de l'écorce sus-mentionnée (entourant le point A1) qui est extirpé, on constate toujours que pour une des parties de la rétine de l'œil correspondant, les perceptions visuelles font défaut.

C'est de cette partie impuissante de la rétine que partent les faisceaux du nerf optique qui vont se rendre à la région de la sphère visuelle qui a été détruite, région qui pour elle était le lieu des perceptions visuelles. Les éléments de l'écorce cérébrale sont disposés dans un ordre correspondant à celui des éléments de la rétine : et chacun d'eux est en relation avec des éléments semblables occupant la rétine.

Lorsque Munk a enlevé toute l'étendue du lobe occipital de la *sphère visuelle*, les chiens ainsi opérés, non-seulement ont été atteints de cécité psychique (*Seelenblindheit*), mais ils sont devenus absolument aveugles de l'œil du côté opposé (cécité corticale, Rindenblindheit), de telle sorte qu'ils ne peuvent faire un pas sans se heurter à tous les obstacles. Les semaines suivantes, cependant, leur état alla en s'améliorant et ils purent éviter les obstacles dans la marche, La quatrième semaine on constata que les images commémoratives pour cet œil étaient encore absentes. On voulut alors extirper la même région du côté opposé ; mais les animaux succombèrent. Ces dernières expériences démontrent, d'après Munk, que le lobe occipital tout entier est le siège des perceptions visuelles ; sa destruction complète, totale, si on pouvait la faire sans déterminer la mort des animaux, les rendrait absolument aveugles du côté opposé ; car il ne resterait plus de régions de l'écorce où puissent se faire les perceptions visuelles.

Les expériences de Munk chez les singes, au point de vue de la *sphère visuelle*, lui ont donné des résultats comparables à ceux qu'il avait obtenus chez les chiens, mais avec quelques dissemblances accentuées. Après une ablation partielle du lobe occipital (ablation de 10 à 15 mill.) on observe des troubles manifestes dans les perceptions visuelles ; si on place devant l'animal un certain nombre de morceaux des mets qu'il préfère, des morceaux de carottes, il en laisse un certain nombre et ne les prends que si on lui tourne la tête dans une certaine position ; ce que ne fait pas un singe à l'état normal. Dans trois ou quatre expériences bien réussies, Munk a constaté que quelques notions visuelles faisaient défaut, tandis que d'autres persistaient (presque toujours, les images commémoratives des carottes). Après 3 à 4 jours, on ne constatait plus rien d'anormal chez les animaux. Ce qui lui parut très caractérisque, c'est que les singes opérés, pendant les premiers jours mettaient leur main en abat-jour sur leurs yeux, ou se les frottaient, comme un homme qui ne voyant rien clairement, distinctement, pense que quelque chose l'en empèche et cherche à l'écarter.

L'ablation à peu près complète de la surface convexe du lobe occipital d'un singe, le rend *hémiopique* : il est atteint de cécité des deux moitiés correspondantes des rétines. L'hémisphère gauche a-t-il été lésé, le singe ne reconnaît rien, ne voit pas les objets dont l'image se peint sur les moitiés gauches de ses rétines, tandis qu'il reconnaît et voit tout ce qui se peint sur leurs moitiés droites. Comme on peut s'en assurer en masquant successivement l'un ou l'autre des deux yeux, le trouble est égal pour les deux. Cette hémiopie persiste sans modifications pendant des semaines et des mois ; puis le singe apprend à la corriger par les mouvements de la tête et des yeux.

Après l'extirpation des *deux* lobes occipitaux, le singe devient complètement *aveugle* ; il ne voit rien. Cet animal si actif, si mobile de sa nature, se tient apathique et comme tremblant dans sa cage ; il reste des heures entières sans remuer jusqu'à ce qu'un bruit inaccoutumé vienne le faire sortir de son indifférence. Si on le sort de sa cage ; il reste au lieu où on le met ; si on le force à l'aide de coups à marcher, il se heurte à tous les obstacles et tombe de la table à expérience. — Avec le temps, cependant, sa vue s'améliore, il finit par ne plus se heurter aux obstacles, en prenant la précaution de marcher lentement. Une guérison plus complète ne survient que si, comme le montre l'autopsie, il est resté une partie du lobe occipital, à la face intérieure ou au bord interne. Dans un cas, M. Munck a pu suivre le singe pendant deux mois: il pouvait assez bien reconnaître les petits objets qu'on lui présentait, et par l'exercice il apprenait peu à peu à les saisir ; mais si on abandonnait pendant plusieurs jours cet exercice, il les manquait ensuite.

Cette hémiopie double des singes se révèle par leur attitude ; ils disposent leur tête, ils l'inclinent de manière à voir avec la moitié des rétines, qui est en rapport avec le lobe occipital non lésé.

Le singe diffère donc du chien, en ce que, chez ce dernier, chaque sphère visuelle du lobe occipital est en rapport avec toute la rétine du côté opposé, tandis que, chez le second, les sphères visuelles corticales répondent à des moitiés symétriques de chacune des deux rétines.

M. Munk pense que chez le singe, comme chez le chien, il existe, dans la sphères visuelle, un centre pour les images commémoratives des impressions visuelles, mais il n'a pu le déterminer avec précision.

Continuant ses recherches d'après ces premiers résultats, Munck, dans ses expériences ultérieures, remarqua qu'en enlevant l'écorce de la zone A' il y avait bien, comme il l'a déjà dit, pour ce point seul, perte de la conception visuelle (cécité psychique), mais qu'en même temps il y avait perte de la vue centrale. L'animal ne voit plus que par la partie périphérique, il y a de l'amblyopie. Tous les objets qui viennent faire leur image sur le centre de la rétine ne sont plus perçus. La vue se rapproche beaucoup de ce que nous trouvons chez un grand nombre de cataractés. Seulement il n'y a que les rayons qui arrivent sur les parties excentriques de la rétine dont on a conscience.

— Dans la critique fort intéressante que Mauthner (1) fait des travaux de Munk, il nous fait tout d'abord remarquer qu'il est inexact de dire que le chien opéré revient à l'état de l'enfance. Nous voyons en effet que l'animal n'est nullement

---

(1) Mauthner, *Vortraege aus dem gesammtgebiete der augenheilkunde Gehirn und Auge* Wiésbaden, 1881.

gêné dans ses mouvements, qu'il évite parfaitement les obstacles, au besoin même qu'il les franchit. Donc il a encore conservé les principes fondamentaux de la vue, il se dirige dans l'espace. Il n'a plus à apprendre à voir, mais seulement à reconnaître. Aussi sa nouvelle éducation, aidée du reste par les autres sens qui sont tout formés, se fait rapidement en quelques semaines.

Une particularité étonne surtout. Vous dites que le chien opéré ne reconnaît plus ce qu'il voit, que même lorsqu'il a faim, il passe indifférent à côté de sa nourriture sans la trouver. Mais comment se fait-il que, chez cet animal, dont l'odorat est si exquis, son nez ne le guide pas ? S'il lui arrive de perdre son maître, ce n'est pas en regardant qu'il le cherchera, il sait bien qu'il a un autre sens plus sûr et plus fin, il flairera de tous côtés, il lèvera le museau pour aspirer la moindre odeur que le vent pourra lui apporter, et il partira sur une piste. Bien rarement il se trompera. Pourquoi n'agit-il pas de même dans le cas présent ?

Du reste, cette cécité psychique, cette perte de la mémoire des images d'ordre optique qui empêche de reconnaître, ne provient-elle pas de l'état d'amblyopie qui existe dans tous ces cas ?

La zone Ai est le siège de la vision centrale. Et bien ! un homme qui ne voit que par la périphérie voit, mais pas assez pour reconnaître.

Ajoutons à cela que chez les sujets observés, il y a toujours une grande dépression intellectuelle.

Si la cécité psychique revient après quelques semaines, c'est que la vision centrale se récupère en partie. Le chien opéré a toujours conservé un regard hagard et idiot, comme l'homme qui a perdu sa vision centrale (1).

---

(1) Cette théorie n'est pas absolument juste, car dans notre étude clinique, nous verrons la cécité psychique survenir chez plusieurs de nos malades sans qu'il y ait trace d'amblyopie.

Stricker ne comprend pas bien l'utilité de centres perceptuels et de centres conceptuels distincts. Pourquoi les cellules qui reçoivent l'impression d'une image ont-elles besoin de réagir à leur tour sur d'autres cellules, qui enmagasineront cette perception, plutôt que de le faire elles-mêmes et de devenir ainsi le siège de la conception!

L'étude attentive de certains faits d'expérience semble permettre de répondre à cette objection. S'il n'y a qu'un seul centre perceptuel et conceptuel, comment expliquer qu'une fois détruit, nous voyons dans quelques cas certaines images du souvenir persister, comme par exemple, la mémoire de la carotte chez les singes? Au contraire, s'il y a plusieurs centres groupés les uns autour des autres, ne constituant plus un point unique, il est facile de concevoir que, parfois, quelques cellules ont bien pu échapper à la cause destructive, ce qui explique dans ces cas la persistance de quelques images commémoratives d'ordre optique.

Mauthner nous fait encore remarquer que l'extirpation de la zone A_1 d'un seul côté chez le chien produit d'après Munk, de la cécité psychique contralatérale tandis qu'il n'a jamais rencontré ce phénomène chez les singes où il le passe sous silence. C'est-il grâce à sa sagacité qu'il a pu le découvrir chez le premier? Pour lui, il ne semble pas admettre que la cécité psychique unilatérale puisse exister. Il établit alors cette hypothèse assez bizarre que chacun de nos deux centres visuels dans nos hémisphères ne contient l'image du souvenir que la de moitié de tous les objets. Par conséquent, quand un seul hémisphère agit, on ne voit que la moitié de l'objet, ce qui est suffisant pour le reconnaître. Voilà pourquoi, dans la lésion portant sur un seul côté, la mémoire des images commémoratives du souvenir persiste encore, et que les objets continuent à être reconnus.

Bref, voici quelles sont ses conclusions : « En se fondant sur le tableau clinique, il est impossible de différencier si une hémianopsie homonyme a pour cause la paralysie d'une bandelette optique dans son trajet à la base du cerveau, ou si elle a pour cause un paralysie du centre visuel correspondant. Ce n'est que quand il existe une amblyopie bilatérale complète qu'il doit survenir une différence fondamentale suivant que la cécité provient des organes périphériques (rétine, nerf optique, chiasma, bandelettes optiques, ganglions intercalaires, qui ont dans ce sens toute l'importance de la périphérie), ou suivant qu'elle provient du centre (écorce du lobe occipital).

« Dans le premier cas, la perception visuelle est seule supprimée ; dans le dernier, la perception et la conception visuelle le sont toutes deux.

« Etant donc donné un aveugle, il faut se rendre compte s'il peut encore concevoir l'image d'un homme, d'un chien, d'un arbre. Si oui, on ne peut dire que le siège du trouble de la vue réside dans les éléments percepteurs de l'écorce. Si l'on constate simultanément des troubles de la perception et de la conception, on est fondé à admettre une lésion des deux lobes occipitaux, à la condition que les deux ordres de phénomènes aient coexisté dès le principe, car la cécité totale de cause périphérique ne s'accompagne de perte des conceptions visuelles qu'à l'époque où l'atrophie centripète s'est propagée dans les centres de la vue (atrophie ascendante). »

Goltz (1), se faisant l'adversaire des partisans des localisations cérébrales, s'éleva avec une certaine autorité contre ces premières découvertes. Il n'admet pas l'existence de centres nerveux circonscrits, en nids (selon l'expression de Betz), par ce fait qu'il n'a jamais rencontré de troubles permanents en enlevant une partie de la substance grise des zones motrices ou des lobes occipitaux indifféremment, il détermine une cécité complète pendant les 10 à 20 premiers jours, qu'il attribue à des phénomènes d'arrêt des centres sous-jacents

(1) Goltz, Ueber die verrichtungen des grosshirns, gesammelte abhandlungen. — Bonn. 1881.

par suite de modifications passagères de la circulation. Il ne localise pas ces centres et il prouve que ce sont des phénomènes d'arrêt simple passagers, par ce fait que la fonction visuelle revient partiellement. Or, du moment que la fonction réapparaît, il lui semble de toute évidence qu'on ne saurait localiser son centre dans la partie de substance enlevée.

Mais c'est précisément au moment où la vue revient, au moment où les perceptions réapparaissent, que l'on constate la cécité psychique, c'est-à-dire que les impressions visuelles n'incitent plus d'impressions morales. Le phénomène optique se produit bien de nouveau, mais la mémoire des images du souvenir qui y sont attachées, n'a pas reparu. Il faut que les perceptions soient complétées par d'autres sens (toucher ou odorat), qu'on refasse une éducation complète, par laquelle on acquerra de nouvelles conceptions qui viendront remplacer celles qui sont disparues.

En outre Goltz, pour détruire l'écorce du cerveau, emploie la méthode de l'eau, c'est-à-dire qu'au moyen d'un filet d'eau très mince, mais d'une certaine intensité, il vient détruire les parties superficielles de l'encéphale. Sans trop critiquer ce procédé, ne semble-il-pas que par ce moyen, on doive arriver difficilement à agir avec précision dans une zone déterminée? D'un autre côté, les faits que l'on observe alors, ne sont-ils pas souvent masqués ou compliqués par des phénomènes produits à distance, comme ceux que l'on rencontre dans les cas où les lésions sont produites par des tumeurs ou des hémorragies? Qu'il nie certains détails, qu'il n'admette pas encore certaines localisations qui demandent de nouvelles recherches avant de recevoir leur consécration dans la science, rien de plus juste; mais il nous semble difficile de s'élever en principe contre toute idée localisatrice, aujourd'hui surtout où physiologistes et pathologistes s'accordent presque tous à reconnaitre l'existence d'une zone motrice dans les circonvolutions Rolandiqués, d'un centre pour la parole articulée au pied de la circonvolution de Broca.

Pendant que ces travaux se poursuivaient en Allemagne, en Angleterre David Ferrier, (1) professeur à King's College, faisait aussi sur les animaux de célèbres expériences pour étudier les fonctions du cerveau. La situation de son *centre visuel* est tout à fait diffférente de la *sphère visuelle* de Munk. Pour lui c'est la destruction du gyrus angulaire (pli courbe), qui provoque la cécité de l'œil du côté opposé. Voici du reste les résultats auxquels il est arrivé. « La destruction du gyrus angulaire d'un côté provoque la cécité dans l'œil opposé. La perte de la vision est complète, mais non permanente, si le gyrus angulaire de l'hémisphère opposé demeure intact, la compensation se produisant rapidement, de telle sorte que la vision est de nouveau possible des deux yeux. Toutefois, après la destruction du gyrus angulaire dans les deux hémisphères la perte de la vision est complète et permanente, aussi longtemps du moins qu'il est possible d'observer l'animal.

« Quand la lésion est exactement circonscrite au gyrus angulaire, la perte de la vision est le seul effet que l'on puisse observer, tous les autres sens et les facultés de mouvement volontaire restant intacts »

Ses belles expériences, sur des singes viennent clairement démontrer la véracité de ces faits.

Un autre point non moins important, que nous en pouvons déduire est le suivant : « L'action croisée des hémisphères est complète, en ce qui concerne la vision. La destruction d'un gyrus angulaire ne provoque pas l'hémiopie ou la cécité partielle des deux yeux, mais la cécité complète de l'œil opposé seulement. Si une moitié seulement de la rétine avait été paralysée chez les singes dont le gyrus angulaire était détruit d'un côté, la vision serait encore restée suffisante tout au moins pour permettre à l'animal de diriger ses mouvements,

(1) David Ferrier, les fonctions du cerveau (1878) p. 363.

bien qu'avec moins de précision qu'auparavant. Toutefois, tel n'était pas le cas, car le changement brusque survenant après le déplacement du bandeau dont on avait couvert l'œil du côté de la lésion indiquait, non un progrès dans la vision, mais une transition brusque de la cécité complète à la possession de la faculté visuelle.

« Pour que les impressions faites sur les organes particuliers des sens excitent la modification subjective nommée sensation, il leur faut arriver aux cellules de leurs centres corticaux respectifs, et y provoquer certains changements mollécu-laires.

« Si le pli courbe est détruit ou fonctionnellement inactif, les impressions faites sur la rétine et sur l'appareil optique provoquent les mêmes modifications physiques qu'auparavant, mais sans conscience; les changements produits n'ont pas de côté subjectif.

« L'appareil optique sans le pli courbe peut se comparer à la Chambre noire sans plaque sensible. Les rayons lumineux sont concentrés comme d'habitude, mais ne produisent pas d'action chimique, et ne laissent pas de trace quand l'objet es enlevé, ou que la lumière est exclue. Le pli courbe ressemble à la plaque sensibilisée. Les cellules subissent certaines modifications moléculaires qui coïncident avec certains changements subjectifs qui constituent la conscience de l'impression où la sensation visuelle particulière.

« Et de même que la plaque sensibilisée recueille, par certaines décompositions chimiques, la forme de l'objet présenté à la chambre obscure, de même le pli courbe recueille, par des modifications de cellules, les caractères visuels de l'objet regardé. Nous pouvons pousser la comparaison plus loin encore. De même que la décomposition chimique produite par les rayons lumineux peut être fixée et peut constituer une image permanente de l'objet sur laquelle on peut fixer les yeux, de même les modifications de cellules qui ont coïncidé avec la présentation de l'objet à l'œil subsistent d'une manière permanente, constituant la mémoire organique de l'objet même.

« Quand les mêmes modifications de cellules sont de nouveau provoquées, l'objet est représenté, ou revient à l'idée.

« Cette comparaison ne signifie pas que les objets sont photographiés dans le pli courbe comme sur la plaque, mais seulement qu'il se produit des modifications permanentes des cellules, et qu'elles sont les représentations physiologiques des caractères optiques de l'objet offert à l'œil (1) ».

C'est sur le gyrus angulaire que Munk place le centre de la sensibilité des yeux.

« Ces faits sembleraient concorder avec les récentes recherches de Biesiadecki et d'autres, recherches qui semblent établir qu'il y a entre-croisement complet des nerfs optiques dans le chiasma optique chez l'homme et le singe, aussi bien que chez les animaux inférieurs, thèse que soutient également le docteur Bastian (2).

« Mais Charcot (3) a récemment proposé une manière ingénieuse de construire le chiasma optique, manière qui est en harmonie avec ce fait que les lésions du chiasma provoquent l'hémiopie, tandis que les lésions du centre visuel produisent la cécité unilatérale complète, dans l'œil opposé. Les fibres externes, celles qui ne s'entre-croisent pas dans le chiasma, s'entre-croisent avec leurs correspondantes dans les tubercules quadrijumeaux et atteignent ainsi l'hémisphère opposé, tandis que les fibres qui s'entre-croisent dans le chiasma ne s'entre-croisent pas de nouveau dans ces ganglions, mais passent directement au travers des corps genouillés dans l'hémisphère. Par suite de cette disposition, toutes les fibres de l'œil droit aboutissent à l'hémisphère gauche, et toutes celles de l'œil gauche à l'hémisphère droit. »

---

(1) Ferrier, Les fonctions du cerveau, p. 413.

(2) Bastian, Paralysis from Brain Disease, p. 114.

(3) Charcot, Le Progrès médical, août 1875.

« Enfin, un fait d'une grande valeur que ces expériences mettent en lumière est celui-ci, c'est que la vision par les deux yeux est encore possible après que le centre visuel a été entièrement détruit d'un côté. Il se fait un travail de compensation, si le centre visuel d'un hémisphère reste intact. Ce travail est-il complet, c'est ce dont on ne peut s'assurer sur les animaux inférieurs, mais ce travail suffit évidemment à leurs modes habituels d'activité. Le fait que la cécité totale permanente suit la destruction des deux centres, montre que la compensation a pour condition l'intégrité de l'autre centre. »

Ferrier cite une expérience faite sur un chat, que nous rapportons ici afin de pouvoir la rapprocher des nôtres.

« La substance grise de l'hémisphère gauche fut détruite par le cautère, dans la région du gyrus angulaire; la lésion empiétait légèrement de part et d'autre sur la circonvolution externe supérieure et sur la troisième.

« L'œil gauche ayant été soigneusement bandé, on laissa l'animal revenir à lui (il avait été chloroformé). Quand il fut réveillé, il commença par tâtonner à droite et à gauche, l'œil droit ouvert, et peu après se mit à marcher dans la chambre, mais buttant constamment contre les obstacles. Deux heures après, l'œil gauche fut débandé. L'animal marcha alors avec plus de liberté, et évitait en général les obstacles, mais de temps à autre venait se heurter contre eux, circonstance que je crois devoir attribuer à la cécité qui existait encore dans l'œil droit. Cette expérience confirme celles qui ont été faites sur des singes. »

Les expériences du docteur Mac Kendrick sur des pigeons (1) arrivent aux mêmes résultats. Il distingue soigneusement la conscience des impressions rétinéales de la réponse purement

(1) Mac Kendrick, Observations and Experiments on the corpora striata and cerebral Hemispheres of Pigeons, présentées à la Société royale d'Edimbourg, janvier 1873.

réflexe provoquée par celles-ci, et il conclut que la sensation visuelle, ou conscience des impressions visuelles, est abolie par la lésion dont il s'agit.

Ferrier a encore observé qu'après les lésions des lobes occipitaux, l'appétit disparaît. Les animaux refusent les aliments pour lesquels ils avaient beaucoup de goût autrefois ; ils tombent dans un état de profond abattement et d'apathie. Il considère alors ces organes comme le centre des sensations de système, des *sensations viscérales* (faim, soif, etc.); ce qui explique, d'après lui, l'indifférence de l'animal pour les aliments, et cet état de dépression, qu'on n'observe jamais, après les destructions les plus étendues des autres régions des lobes cérébraux.

Les expériences de compression cérébrale sur les lobes occipitaux entreprises par M. H. Duret (1), ont permis d'observer les mêmes phénomènes.

Comme le fait parfaitement remarquer cet auteur dans l'analyse fort intéressante qu'il nous donne des travaux de Munk (2), c'est à l'expérimentation qu'il appartiendra de prononcer entre les deux physiologistes. Les observations pathologiques, chez l'homme, ne permettent pas encore de résoudre la question.

§ III

En apportant à la suite des travaux de ces maîtres le faible contingent de nos recherches personnelles, nous n'avons pas la prétention de résoudre le problème et de trancher une question aussi difficile. Il faudrait pour cela pouvoir faire de

---

(1) H. Duret, Traumatismes cérébraux, 1875.

(2) H. Duret, Physiologie des localisations cérébrales en Allemagne, *Progrès médical* du 8 mars 1879, N. 10.

nombreuses expériences sur un grand nombre d'animaux et les examiner avec un soin et une sagacité qui demanden autre chose que notre meilleure bonne volonté.

A ces premiers obstacles venaient s'en ajouter d'autres tout matériels. Dans la plupart de nos asiles, mêmes les plus grands, l'existence d'un laboratoire est un mythe. Non seulement il ne nous était pas toujours facile de recruter des animaux quand nous en désirions, mais encore nous étions obligés d'opérer à l'amphithéâtre, n'ayant qu'un arsenal de chirurgie bien modeste, ce qui nous occasionna souvent des échecs.

Néanmoins qu'il nous soit permis de donner ici les quelques résultats auxquels nous avons pu arriver, grâce au précieux concours de M. le docteur Kéraval qui nous a si savamment dirigé dans le cours de nos recherches.

Nous avons pris comme terrain de nos expériences les chats, d'une part parce que c'était le seul animal dont nous puissions disposer en assez grand nombre, d'autre part parce que, comme le fait remarquer S. Ganser (1), le chat est un animal très intelligent dont le cerveau ne le cède en rien comme développement et comme poids à celui du chien, que c'est un animal qui se guide surtout par la vue et par l'ouïe et non pas par l'odorat comme le chien. De plus, chez le chat les axes oculaires ont l'un par rapport à l'autre une situation sensiblement semblable à ceux de l'homme. Leur champ visuel est étendu ; ces qualités expliquent leur vivacité et la rapidité avec laquelle ils suivent les objets.

Nous avons partagé nos expériences en deux séries : Dans la première nous n'avons détruit l'écorce du gyrus angulaire, d'abord d'un seul côté, puis des deux successivement chez le même animal, enfin des deux à la fois.

---

(1) Sigbert Ganser, Arch. f. psych. XIII, 2 : Sur la disposition centrale et périphérique des fibres du nerf optique, et sur le tubercule bigéminé antérieur.

Dans la seconde nous avons enlevé l'écorce cérébrale de tout le lobe occipital y compris le gyrus angulaire. Nous n'avons pu malheureusement obtenir cette lésion que d'un seul côté, car étant obligés de nous servir du trépan, nous avions des hémorragies très difficiles à arrêter, qui occasionnaient presque toujours la mort de l'animal lorsque nous faisions la double opération.

1° *Expériences dans lesquelles n'est détruit que le gyrus angulaire.*

EXPÉRIENCE 1.

25 juillet. — Nous prenons un beau chat croisé angora, âgé d'un an environ, poids 2 k. 350. Nous le chloroformons, et une fois la résolution obtenue, nous faisons une incision longitudinale de 0,05 centimètres environ sur le sommet de la tête. Nous dénudons avec soin la bosse occipitale gauche, et nous y appliquons une couronne de trépan de la grosseur d'une pièce de 20 sous. Nous incisons les méninges, et nous découvrons avec précaution le gyrus angulaire. Au moyen du thermo-cautère nous détruisons l'écorce cérébrale en ce point seulement, puis après avoir bien détergé la plaie avec de l'eau phéniquée, nous refermons l'incision du cuir chevelu, et nous y appliquons quelques points de suture.

Nous laissons l'animal revenir à lui. Quand il fut réveillé, il tâtonna un peu de droite et de gauche et quelque temps après il se mit à marcher. Comme nous n'avions pas bandé de suite l'œil sain, et que lorsque nous le fîmes, plusieurs heures après l'opération, d'une part l'œil opéré pouvait avoir déjà récupéré une partie de sa fonction et que, d'autre part l'animal dérangeait vite le bandeau que nous lui mettions sur la tête, les résultats que nous avons obtenus manquèrent de netteté et de précision. Nous pûmes constater cependant que notre chat voyait, mais pas suffisamment pour éviter tous les obstacles. Il lui arrivait en passant sous un tabouret de butter contre les barreaux, ou de se heurter à une chaise en la contournant. Il était devenu très craintif, il se réfugiait dans les coins les plus obscurs, dans le fond d'un placard entr'ouvert et il restait là sans bouger, se laissant caresser et même prendre sans résistance. Aucun trouble de l'ouïe, de la sensibilité, ni du mouvement.

Il nous fut impossible de lui faire prendre quoi que ce fût en fait de nourriture. Quatre jours après l'opération, il mourut.

A l'autopsie, nous trouvons l'écorce cérébrale du gyrus angulaire toute désorganisée et recouverte de pus. La zone périphérique était enflammée, rouge, présentant les lésions d'une méningo-encéphalite aiguë, développées autour d'un foyer de ramollissement inflammatoire, formant saillie herniaire à la surface de section.

Cette expérience, quoique bien incomplète, nous permet cependant de tirer deux conclusions :

1° Les sens de notre chat réagissant normalement, seule la vue n'était plus aussi nette ni aussi précise qu'à l'état sain.

2° Il n'y avait aucun trouble de la motilité.

EXPÉRIENCE II

2 août. — Chat adulte, très vigoureux, poids 2 k. 835 gr. bien musclé, d'un abord difficile et farouche. Nous l'éthérisons ; le sommeil obtenu, nous lui injectons sous la peau 0,80 cent. de chloral en quatre fois. Nous nous étions servis de la solution au 5e de M. Vulpian. Notre procédé opératoire fut le même que pour notre première expérience, mais cette fois nous maintenons ferme par deux points de suture les paupières de l'œil sain (œil gauche).

L'animal couché sur un tapis se réveille peu à peu. Il se tourne de côté et d'autre, s'agite sur sa couche. L'œil droit est grand ouvert, la pupille très dilatée. Nous passons brusquement la main devant l'œil, nous e approchons à différentes reprises plusieurs objets, nous touchons presque la cornée, sans qu'il se produise aucun clignement, sans que l'animal manifeste par un mouvement quelconque qu'il perçoit les images rétiniennes qui viennent se former dans son œil. Nous approchons toujours du côté droit, une lumière jusqu'à deux centimètres environ, l'animal la suit un peu. Nous la présentons à l'œil gauche, qui cependant est fermé, et le chat fait un mouvement instinctif en arrière. Nous lui laissons alors prendre un peu de repos, et il s'endort.

Trois heures après l'opération, nous reprenons nos investigations. L'animal est alerte et change facilement de place : par moment, il titube encore un peu par suite de son ivresse. Nous le faisons courir tout autour de la salle. Deux phénomènes frappent aussitôt les regards. Il voit un peu, car il marche avec assurance dans la salle en tournant autour d'une table. Mais il n'évite pas tous les obstacles qui se rencontrent sur son chemin. Il arrive sur une boîte, il butte et roule; semblable accident en voulant passer dans les barreaux d'une chaise.

Dans sa course, il rencontre la porte d'une armoire qui est entr'ouverte, se frappe la tête et tombe. Il se relève aussitôt et reprend sa marche, pendant laquelle se produisent toujours les mêmes accidents. Nous mettons devant lui une bougie allumée, il ne s'arrête pas pour cela ni ne fait aucun détour, et nous sommes obligés de la retirer progressivement devant lui, sans quoi il viendrait la tête la première s'y brûler.

L'ouïe est normale, il entend les moindres bruits. La sensibilité est parfaitement conservée, ainsi que tous les mouvements.

Le lendemain, notre chat présente toujours une grande vivacité. Il se meut avec la même précision qu'à l'état normal, il évite cette fois pres que tous les obstacles. Il nous est impossible de lui faire prendre le moindre aliment. Nous lui introduisons dans la bouche un peu de pain trempé dans du lait, il le crache aussitôt.

Le surlendemain, nous lui apportons de la viande et le corps d'un petit oiseau. Comme il est très sauvage et toujours inquiet lorsque nous sommes là, il ne veut rien prendre en notre présence. Mais lorsque nous revenons le soir, il avait un peu mangé de viande et l'oiseau avait disparu. Pas de nouvelles modifications dans la vue, ni dans l'état général.

Le quatrième jour, il a repris toute son agilité d'autrefois. Il grimpe se coucher au-dessus d'un placard, d'où il bondit à terre lorsqu'on l'excite un peu. Il voit parfaitement tout ce qui l'entoure. La pupille est dilatée, et se contracte un peu sous l'influence de la lumière, mais pas complètement. Il semble néanmoins ne pas reconnaître ce qu'il voit. Le feu par exemple ne lui cause aucune crainte. Nous approchons de son œil la flamme d'une bougie, il la regarde avec indifférence. Nous allons même jusqu'à lui brûler sa moustache, il ferme les yeux comme pour dormir. Nous faisons signe de vouloir lui donner des coups, il demeure calme sans bouger. Si au contraire nous faisons claquer un fouet, et que nous frappions à côté de lui avec le manche, il tressaille et se dresse sur ses pattes, tout prêt à sauter pour s'enfuir.

Cet état persiste jusqu'à *la fin du mois.*

Cette expérience semblerait confirmer, au début, les découvertes de Ferrier, cependant, peut-on dire que ce manque de réaction, qui dura à peine trois heures, était bien dû à de la cécité? Nous avons remarqué que chez tous les animaux à qui nous injections du chloral, le sommeil était calme et profond, mais le réveil complet était très tardif à se produire. Un état de somnolence très prolongé venait toujours masquer les phénomènes qui pouvaient survenir immédiatement après l'opération, aussi avons-nons fini par y renoncer.

Evidemment, la vue est atteinte, il y a une différence notable entre l'œil droit et l'œil gauche, le chat distingue mal, mais il voit. Il est vrai qu'à l'autopsie nous constatons que toute l'écorce du gyrus angulaire gauche n'a pas été complètement détruite, la branche descendante était encore intacte. Aussi l'altération réelle que nous avons constatée s'est-elle rapidement modifiée en quelques jours, sans cependant disparaître tout à fait.

EXPÉRIENCE III

31 août. — Nous reprenons notre chat de l'expérience II. La plaie est parfaitement cicatrisée, l'animal mange bien et est encore plein d'énergie.

L'œil droit présente toujours un certain degré d'amblyopie. Les pupilles moyennement dilatées réagissent bien à la lumière, mais on peut approcher rapidement certains objets de l'œil, même une allumette enflammée, sans provoquer de clignement ou de mouvement réflexe comme chez un animal à l'état normal. Cependant il voit et suit des yeux tout ce qu'on lui montre. L'œil gauche est bien plus impressionnable que l'œil droit.

Le 31 août, nous l'endormons, et nous pratiquons sur le côté droit du crâne la même opération que celle que nous avions faite du côté gauche. L'incision des tissus a été faite un centimètre environ en dehors de la première.

Nous détruisons au thermocauthère tout ce que nous croyons devoir appartenir au pli courbe. La plaie est recousue avec soin, bien phéniquée puis nous détachons notre chat et nous le laissons revenir à lui. L'opération a duré environ une 1|2 heure.

A peine lui avons nous rendu la liberté, que le chat se lève aussitot et se met à courir tout autour de la salle sans trop tituber, (on ne lui avait fait que deux injections de chloral au lieu de 4). Il voit, car il évite la plupart des obstacles, il suit les murs, passe dans les barreaux d'une chaise. Il voit mal, car à deux ou trois reprises différentes, il vient dans sa course frapper du museau contre les pieds d'une table ou contre d'autres meubles qui se trouvent dans l'appartement.

Les mouvements, l'ouïe, la sensibilité générale sont absolument intacts.

1· septembre. — Le lendemain matin, nous le retrouvons perché au-dessus d'un placard où il avait l'habitude de se mettre. Il a encore l'agilité d'y grimper à l'aide des rayons. Nous ne découvrons pas d'autres troubles que cette perception imparfaite dans la vision, que nous avons signalée, et un certain état d'hébétude, que du reste, la gravité du traumatisme subi explique suffisamment. Les pupilles sont dilatées et ne réagissent que très faiblement.

6 septembre. — L'animal est toujours très farouche. Il voit assez pour suivre des yeux ce qu'on lui montre, pour se diriger et pour trouver sa nourriture. Cependant l'on peut approcher un corps quelconque tout contre ses yeux sans provoquer de clignement. Il n'a aucune peur du feu, la flamme d'une allumette ou d'une bougie promenée à un ou deux centimètres de l'œil ne fait faire aucun mouvement au chat, qui cependant, en suit tous les déplacements.

A la fin du mois, la plaie est tout à fait guérie, la vue s'est améliorée et ne présente plus guère de symptôme bien tranché, seul l'état dépressif intellectuel a persisté,

Le *28*, *autopsie.* — Tissus fibreux cicatriciel dans les ouvertures osseuses avec légère adhérence au cuir chevelu et la substance cérébrale.

Hémisphère gauche. — Cicatrice prenant sur la partie médiane de la face supérieure de la première circonvolution externe, et gagnant aussitôt la seconde dont la plus grande partie de l'écorce est détruite jusqu'à la pointe du gyrus angulaire, mais toute la partie postérieure de celui-ci est respectée.

Hémisphère droit. — Destruction de tout le gyrus angulaire, depuis sa terminaison en arrière et en bas au bord postérieur du cerveau, et en avant jusqu'à la moitié antérieure de la deuxième circonvolution externe

Toute l'écorce de la première circonvolution a disparu sur la même étendue.

Cette fois, où nous avions diminué la quantité de chloral injecté, le réveil s'est fait assez rapidement; et nous avons pu constater qu'à aucun moment on ne pouvait surprendre de la cécité complète.

L'autopsie, cependant, nous a révélé que l'écorce du gyrus angulaire avait été parfaitement détruite dans toute son étendue. Le chat voit mal, semble ne pas distinguer ou reconnaître ce qu'il voit ; est-ce de la cécité psychique ?

C'est une chose bien délicate à apprécier chez des animaux. Du reste, il finissait toujours par trouver sa nourriture qui était dans la salle.

EXPÉRIENCE IV

25 octobre. — Chat mi-angora, n'ayant pas encore un an, poids 2 k. 610 gr., très doux, bien apprivoisé.

Nous commençons à l'éthériser à 2 h., nous complétons l'anesthésie par quelques inspirations de chloroforme, puis une fois qu'il est fixé sur la table nous lui pratiquons à quelques minutes d'intervalle 3 injections de notre solution de chloral, soit 0,60 centigr. — Il est très bien endormi, et ne bouge pas tout le temps de l'opération.

Comme dans les expériences précédentes, nous incisons le cuir chevelu sur la ligne médiane, nous appliquons une couronne de trépan de la grosseur d'une pièce d'un franc sur la bosse occipitale gauche, nous incisons les méninges, et nous détruisons avec le thermocautère la couche corticale du gyrus angulaire qui se présente à nous.

Nous découvrons aussitôt la bosse occipitale droite, nous y appliquons une petite couronne de trépan comme une pièce de 0,50 cent., et nous pratiquons la même opération sur le gyrus angulaire droit.

Nous lavons ensuite bien la plaie à l'eau phéniquée au 20$^{m.}$, nous rapprochons les bords et nous suturons sous une pulvérisation d'acide phénique.

— 3 h. 30. — L'animal est détaché et couché sur un tapis auprès du feu. Il revient aussitôt à lui, il fait entendre quelques grognements, s'agite un peu en titubant sur sa couche, puis s'étend sur le côté et s'endort.

— 4 h. — Il a un peu de frissons et la peau fraîche, nous le roulons dans un tablier et le laissons reposer.

— 7 h. — Notre chat a quitté son tapis et s'est traîné à quelques pas. Il est étendu sur la dalle, sans mouvement, respirant à peine, sa température s'est notablement abaissée. Pour voir s'il est mort, nous le secouons un peu et nous lui pratiquons la respiration artificielle. La poitrine répond encore aux incitations qu'on lui imprime. Après plusieurs inspirations, le pauvre animal fait quelques mouvements et pousse deux ou trois gémissements. Nous le prenons alors sur nos genoux pour le réchauffer, et nous continuons à le frictionner doucement,

— *7 h. 30.* — Nous l'apportons dans une chambre bien chaude, et nous le couchons devant un bon feu. Il se laisse faire sans même ouvrir les yeux la respiration reprend un peu plus d'ampleur, et est régulière, il se réchauffe peu à peu, et dort paisiblement, présentant cependant de temps en temps, quelques mouvements réflexes dans les membres, la queue et la tête.

— *10 h.* — Il se réveille un instant, ouvre les yeux et tourne la tête de côté et d'autre. Il ne se rend pas bien compte encore de ce qui l'entoure. La sensibilité tactile commence à revenir, quoique encore bien obtuse, nous lui pinçons les pattes, la queue, le dos, sans qu'il fasse de mouvement, mais si nous chatouillons ses oreilles, il les secoue.

— *10 h. 5.* — Il se met en rond, pose sa tête sur ses pattes de devant, allongées (jusque là, il était resté étendu sur le flanc), et continue à dormir tranquillement.

— *11 h.* — Nous le laissons couché devant le feu, la respiration est encore faible, mais régulière.

26 octobre. — *8 h. matin.* — Notre chat a quitté son tapis pour aller à deux mètres de là, se coucher sur un petit coussin. Son arrière-train est faible, souvent il fléchit et l'animal tombe d'un côté ou de l'autre. Il pousse de temps à autre de petits miaulements. Ou lui présente du lait, il en boit quelques gorgées. Toujours sous l'influence de ses anesthésiques, il est très assoupi et il se couche anssitôt pour dormir.

— *12 h. 45.* — Une selle ordinaire. Il essaye un peu de marcher dans l'appartement. Il voit et entend, il suit des yeux tout ce qu'on lui montre et se dirige très bien en marchant.

Dans la journée il prend un peu de soupe au lait, mais il refuse du poisson qu'on lui offre.

27 octobre. — Il est plus alerte, il s'assied devant le feu, vient en miaulant lorsqu'on l'appelle, et fait son ronron dès qu'on le caresse. La sensibilité est revenue, les organes des sens sont intacts, aucune modification appréciable dans l'acuité de la vue.

Le seul fait anormal que nous puissions signaler, c'est un peu de paralysie partielle de la patte postérieure droite. Il la traîne et s'appuie souvent sur la face dorsale des doigts qui sont fléchis, mais non contracturés. Il marche en fauchant. Il mange bien, dort tranquillement, n'a pas l'air de souffrir le moins du monde. Une ou deux selles diarrhéiques.

— *28 octobre.* — C'est le troisième jour après l'opération, et si ce n'était cette paraplégie partielle droite, rien ne pourrait faire supposer que nous avons devant nous un animal qui vient de subir une double trépanation. Il marche, saute sur les meubles ou sur les genoux, vient se caresser contre vous, fait sa toilette comme par le passé, mange bien tout ce qu'on lui donne. La respiration un peu précipitée jusqu'alors est redevenue normale. La plaie ne présente pas trace de suppuration et semble reprise par première intention. Un peu de diarrhée encore.

— *29 octobre.* — Cet état satisfaisant s'accentue de plus en plus. Etant sorti un instant dans le jardin, le chat en profite pour jouer avec les feuilles poussées par le vent.

A partir de cette époque, rien ni dans sa manière d'être, ni dans les différentes fonctions de ses organes ne le distingue d'un chat ordinaire. Toute la journée, il sort, court de droite et de gauche, mais il sait très bien revenir aux heures des repas. Il miaule alors à la porte, ou à la fenêtre pour qu'on ouvre. La patte qu'il traînait va même de mieux en mieux, et c'est à peine s'il lui est resté un peu de faiblesse dans ce membre, ce qui du reste ne l'empêche nullement de sauter ni de grimper.

Deux mois après son opération, le 26 décembre, nous le tuons par le chloroforme.

— *Autopsie.* — Le cuir chevelu et les muscles sous-jacents sont parfaitement cicatrisés et adhèrent un peu aux deux rondelles de tissu fibreux, qui forment les ouvertures osseuses faites par le trépan. A l'ouverture du crâne la substance cérébrale tient assez intimement en ces points, et se déchire un peu lorsqu'on l'en détache.

Hémisphère gauche. — Nous trouvons une cicatrice d'une longueur d'environ 2 centimètres siégeant sur la face supérieure de la première circonvolution externe jusqu'à la pointe du lobe occipital. Même lésion sur la face pariétale de la deuxième externe, comprenant la pointe du gyrus angulaire et s'étendant à 1 centimètre 1/2 en avant. Le bord externe de cette circonvolution et la branche descendante du pli-courbe avaient été épargnés. L'écorce cérébrale atteinte était bien détruite.

Hémisphère droit. — La lésion occupe juste le gyrus angulaire qui est profondément détruit jusqu'aux fibres blanches. Elle a 1 centimètre de diamètre antéro-postérieur, et 0,005 millimètres de diamètre transversal.

Ce cas est encore plus étonnant que les précédents. Le chat a subi le même jour une double trépanation, ses deux gyrus angulaires ont été atteints totalement ou en partie, et non-seulement nous n'avons pas trouvé de cécité, mais nous n'avons pas remarqué d'amblyopie. Il n'a eu aucun accident, et trois jours après son opération, c'est à peine si on pouvait le différencier d'un chat normal. Peut-être les lésions n'étaient-elles pas assez étendues?

La paralysie passagère de sa patte nous semble devoir être plutôt imputée à la compression des liens qui l'ont maintenue sur la table d'expérience, car elle ne dura pas, et rien dans les lésions du cerveau ne pouvait l'expliquer.

---

2. Expériences dans lesquelles fut détruit l'écorce du gyrus angulaire et de tout le lobe occipital.

EXPÉRIENCE V

14 décembre. — Jeune chatte de six mois environ, poids 1 kil. 520 gr. Nous l'éthérisons, puis après avoir incisé le cuir chevelu sur la ligne médiane, nous appliquons une couronne de trépan sur la bosse occipitale gauche. Les os saignent assez abondamment par les sinus ouverts, ce n'est qu'en maintenant le doigt dans la plaie pendant quelques instants, en cautérisant légèrement la ligne de section osseuse, que nous arrêtons l'hémorrhagie. Nous déchirons alors les méninges et nous détruisons avec le fer rouge l'écorce cérébrale du gyrus angulaire et de toute la partie postérieure du lobe occipital. La plaie bien lavée à l'eau phéniquée est suturée avec soin. Nous détachons alors l'animal.

4 heures 15 — Il revient promptement à lui, quoique un peu ivre encore il s'assied et commence sa toilette. Comme il a froid, nous l'apportons devant le feu.

Lorsqu'il marche, il se dirige assez bien sans trop se butter (l'œil gauche qui est sain est resté ouvert.) Nous approchons alors de son œil droit, opposé à la lésion, un corps quelconque, notre doigt, un crayon, nous l'agitons devant lui dans tous les sens, nous touchons presque sa cornée, nous n'obtenons aucune réaction. Il ne suit pas nos mouvements, les paupières ne clignent pas. Dès que nous arrivons dans le champ visuel gauche, le chat suit ce qu'on lui montre, et retire la tête si l'on avance.

Nous répétons la même expérience avec une allumette enflammée. Tant que nous la tenons à droite, aucun mouvement, quoique nous fassions, et cependant la flamme lui brûle les sourcils. La pupille très dilatée réagit à peine. A gauche, il fait un rapide mouvement en arrière, et se dresse sur ses pattes pour fuir si nous insistons.

L'ouïe est parfaitement conservée des deux côtés, le moindre bruit fait mouvoir ses oreilles et attire son attention. La sensibilité est intacte, tous les mouvements sont normaux.

7 heures 45.— Notre chatte se promène un peu, elle gronde si elle rencontre devant elle un chien. Elle saute sur une chaise pour se coucher. Nous la soumettons à nouveau aux mêmes épreuves que précédemment nous arrivons absolument aux mêmes résultats.

15 décembre. — L'abattement et la propension au sommeil existent encore. Cependant elle boit un peu de lait et se promène de temps en temps dans la salle. Nous lui fermons l'œil sain avec un bandeau. Elle reste à la même place sans vouloir avancer. Lorsque nous la poussons, elle miaule et n'avance que de quelques pas. Le chien, qu'elle redoutait tant, tourne tout autour d'elle et s'approche sans qu'elle ait l'air de s'en apercevoir ; il est cependant placé juste en face d'elle. Le chien avance le museau pour la flairer et à un moment il lui touche la tête. Aussitôt elle se jette en arrière en grondant et en lui crachant au visage. En s'enfuyant elle se butte contre le pied d'une table. Nous lui enlevons son bandeau. L'animal regarde alors autour de lui, et gronde de loin au chien en le suivant du regard.

16 décembre. — L'appétit est bon, il boit du lait et mange un peu de viande. Il affectionne particulièrement une table sur laquelle il saute pour se coucher. La plaie est reprise par première intention. La vue revient un peu dans l'œil droit. Il est encore paresseux à réagir, mais il suit ce qui se trouve devant lui. A la cécité a succédé un peu d'amblyopie.

— Les jours suivants ces progrès s'accentuent de plus en plus, on ne remarque plus qu'une légère différence dans l'acuité des perceptions visuelles au détriment de l'œil opposé à la lésion.

— Le 19, la plaie s'étant un peu rouverte, laisse écouler un peu de séro sité sanguinolente et de pus. Cependant cela ne l'empêche pas d'aller courir dans la cour et s'amuser au dehors.

Le lendemain, notre chatte était plus paresseuse pour se mouvoir, elle dort presque toute la journée, diminution de l'appétit, elle se plaint un peu. Nous constatons de la fluctuation sous le cuir chevelu dénotant la formation d'une collection purulente.

Un peu d'emphysème des paupières supérieures et des tissus qui recouvrent le front. Les deux yeux continuent à voir.

Le 22, nous la tuons par le chloroforme.

Autopsie. — En plongeant le bistouri sous la peau, un flot de pus s'en échappe. Il est de bonne qualité et a décolé les tissus jusqu'aux régions pariétales en avant et en bas. La surface du cerveau en réparation fait hernie au dehors de la boîte osseuse. Nous enlevons la calotte crânienne au moyen de la scie. Nous observons alors ce qui suit:

Hémisphère droit, parfaitement intact.

Hémisphère gauche. — La partie atteinte est recouverte par un champignon de matière plastique en voie de cicatrisation. Quelques escharres dans les régions mortifiées environnantes.

L'écorce cérébrale est entièrement détruite sur les points suivants: l'angle postérieur de la 3e circonvolution externe, tout le girus angulaire, et toute la partie postérieure et inférieure de la première circonvolution externe, son angle supérieur et postérieur est seul épargné.

EXPÉRIENCE IV

18 décembre. — Chat noir âgé de moins d'un an, bonne constitution poids 2 k. 130.

3 h. soir. — Il est assez réfractaire à l'éthérisation. Nous l'opérons comme les précédents sur le lobe occipital gauche. Hémorrhagie abondante. Un instant nous sommes obligés de lui faire la respiration artificielle. Après avoir déchiré les meninges, nous cautérisons l'écorce cérébrale dans une zone d'un centimètre de diamètre environ ayant pour centre l'angle du gyrus angulaire. Nous allons même jusqu'à la partie extrême de la pointe du lobe occipital que nous faisons saillir dans l'orifice de section en le soulevant un peu avec le lévier du trépan. Nous avons été obligés de porter le thermo-cautère assez profondément en

arrière dans les tissus qui entourent la plaie et d'insister un peu sur la section osseuse pour amener l'hémostase complète. Nous terminons l'opération comme de coutume.

4 h. 1/2. — Le chat une fois détaché, cherche tout autour de lui, il essaye de se lever sur ses pattes, mais il titube encore. Sa température s'étant fort abaissée, nous le couchons devant le feu.

7 h. — Il est un peu plus réveillé, nous en profitons pour le soumettre aux mêmes épreuves que celles que nous avons employées dans l'expérience V.

L'œil droit reste insensible à l'approche du doigt, d'un porte plume, d'un corps enflammé. Il ne nous est pas toujours facile de fixer son attention mais quand nous y parvenons, les résultats sont toujours les mêmes. Alors qu'il voit manifestement de l'œil gauche, il ne semble pas percevoir les objets de l'œil droit.

Comme il est assez fatigué à la suite de son opération, nous le laissons reposer.

19 décembre, 11 h. — Il refuse tout ce qu'on lui offre, même du lait Une selle diarrhéique, il a soin d'aller dans un coin de la cheminée pour faire ses ordures. Les épreuves auxquelles nous l'avons soumis la veille sont renouvelées et nous donnent absolument la même chose. Nous lui bandons l'œil sain, et nous l'excitons pour le faire marcher. Il part droit devant lui justement dans la direction de la cheminée, et arrive sans s'arrêter et sans hésiter, la tête dans le feu. Nous n'avons que le temps de le saisir pour le rejeter en arrière.

20 décembre. — L'état général s'est notablemeut aggravé. On sent de la fluctuation dans toute la partie supérieure de la tête, emphysème de la face. L'animal est somnolant, reste couché à la même place. Il boit quelques gorgées de lait. Il commence à percevoir légèrement de l'œil aveugle, mais les sensations y sont très obtuses et beaucoup plus lentes à se produire que de l'autre côté. La diarrhée continue, mais le chat ne se derange plus et fait où il est.

Comme nous n'avons pas l'intention de le laisser guérir, désirant surprendre la lésion à sa première période d'évolution, nous ne rouvrons pas la plaie pour évacuer la collection purulente.

21 décembre. — Nous pouvons encore constater que la vue tend à revenir dans l'œil droit, mais l'animal va de plus en plus mal, les phénomènes de compression s'accentuent, quelques attaques épileptiformes, mort à 10 h. du soir.

Pendant tout le temps qu'à durée cette expérience, l'ouïe a toujovrs été parfaitement mormale. Rien à signaler non plus du côté de la sensibilité générale ni du mouvement.

22. Autopsie.— Nappe purulente sous le cuir chevelu, jusqu'à la région

frontale, les muscles à gauche sont déjà atteints et présentent une coloration verdâtre. Nous découvrons le cerveau et nous l'extrayons comme précédemment.

Toute la partie postérieure des 1re 2e 3e circonvolutions occipitales depuis une ligne qui passerait à 0,005 millimètres environ en avant du gyrus angulaire jusqu'au bord postérieur du cerveau est détruite. Méningite et encéphalite sur les trois quarts postérieurs de l'hémisphère gauche.

A la coupe, nous constatons un picté rouge dans tout le lobe occipital jusqu'à la pointe postérieure du ventricule latéral gauche.

Les résultats de ces deux expériences V et VI, nous ont semblé bien nets. L'œil opposé à la lésion, nous a toujours paru totalement aveugle. Nous avons observé chaque animal à différentes reprises, et nous avons toujours obtenu les mêmes phénomènes. La cécité durait encore deux jours avant de faire place à de l'amblyopie. Dans les deux cas l'écorce de tout le lobe occipital avait été détruite.

EXPÉRIENCES VII

22 Décembre. — Chat adulte blanc et gris, fort et bien musclé. Il est doux et bien apprivoisé, poids 2 k. 830.

3 heures, nous l'hétérisons, puis après l'avoir fixé sur la table à expériences, nous l'opérons comme les précédents. Après avoir enlevé les méninges, nous cautérisons toute la partie postérieure du lobe occipital gauche qui nous apparaît à découvert. Puis nous terminons et nous suturons la plaie toujours avec les mêmes précautions. Comme dans l'expérience II, nous mettons quelques points de suture sur la paupière de l'œil du côté opéré (œil gauche) afin de l'obturer complètement, puis nous détachons l'animal, nous le couchons devant le feu, et nous le laissons revenir à lui.

5 heures, il tourne la tête de droite et de gauche à tous les bruits qu'il entend, ce qui se remarque au mouvements des oreilles. Nous recommençons avec lui les mêmes expériences qu'avec nos autres chats. Nous onstatons au bout de quelques instants qu'il n'est pas absolument aveugle et qu'il réagit mieux que ces deux prédécesseurs si nous l'excitons à la marche, il ne fait que quelques pas à la fois puis il se recouche; il n'y voit pas assez pour éviter tous les obstacles, pour ne pas se butter contre le pied d'une table, mais cependant il se dirige un peu Nous. laissons entrer un chien qui se met à tourner autour de lui. Le chat le suit de la tête mais ce qui doit dans ce cas surtout le guider c'est l'ouïe, car à un certain moment le chien s'étant couché pendant un instant devant lui, se dressa doucement sur ses pattes et allongeant le museau se mit à le flairer de tous côtés, or le chat ne fit aucun mouvement tant que le chien ne le toucha pas. Avant l'opération il grondait dès qu'il le voyait dans la salle.

23 Décembre. — La vision est toujours très obtuse, ce n'est qu'à grand'-peine qu'on parvient à lui faire suivre un objet que l'on tient à quelques centimètres de son œil. On peut agiter devant lui une allumette enflammée sans lui faire cligner les paupières, ce n'est que lorsqu'on est sur le point de toucher la cornée qu'il retire un peu la tête en arrière. La pupille, très dilatée se contracte à peine, comme il a froid, il se couche dans un des coins de la cheminée. A un moment donné il se lève, pousse un des côtés du garde-feu et arrive se mettre le museau sur une bûche enflammée. Nous n'avons que le temps de le retirer vivement pour l'empêcher de se brûler, les moustaches ont été roussies.

Dans la journée il a bu un peu de lait.

24 Décembre. — La faculté de percevoir les objets revient peu à peu. Nous enlevons alors la suture de l'autre œil. Il le garde fermé encore quelque temps parce qu'il a un peu de conjonctivite, mais le soir il l'a parfaitement ouvert et dès lors il voit très bien et agit comme un chat normal, à part encore un peu d'engourdissement et de paresse. *26 Décembre*, nous le tuons par le chloroforme.

Autopsie. — La plaie se refermait par première intention. Les muscles d'un beau rouge recouvrent l'ouverture du crâne et sont réunis à la surface cérebrale par de la lymphe plastique et un tissu de nouvelle formation en voie de cicatrisation.

A l'ouverture de la boîte crânienne, nous constatons une désorganisation complète de l'écorce cérébrale de toute la partie postérieure de la première et de la seconde circonvolution externe, empiétant même un peu sur la troisième. La lésion occupe une surface d'environ un centimètre et demi de diamètre ayant son centre sur l'angle du gyrus angulaire.

L'hémisphère droit est parfaitement sain.

Cette expérience, quoique moins nette quant au résultat que les deux précédentes, nous montre cependant que la vision de l'œil opposé à la lésion est très-gravement atteinte si non complètement abolie, du reste quelques points de l'écorce auraient bien pu échapper à la cause destructive.

En résumé, nous n'avons jamais obtenu de cécité complète mais seulement une certaine sorte d'amblyopie lorsque nous n'avons détruit que le gyrus angulaire comme Ferrier. Au contraire lorsque la lésion portait sur la surface de tout le lobe occipital, alors seulement nous avons constaté que l'animal ne voyait pas.

Nous aurions voulu pour obtenir des résultats tout à fait concluants opérer en même temps des deux côtés. Nous aurions facilement vu alors si notre chat était complètement aveuglé. Malheureusement nous ne pûmes y parvenir à cause du procédé opératoire défectueux dont nous disposions.

CONCLUSIONS EXPÉRIMENTALES

1° La vision mentale existe bien réellement, et semble être en rapport avec l'intégrité de l'écorce des lobes occipitaux.

2° D'après Munk, le point qu'il désigne chez le chien sous le nom de zone A^1 serait chez cet animal le siège de la conception visuelle des objets et en même temps de la vue centrale. Sa lésion entraînerait la *cécité psychique*.

3° L'extirpation d'une des régions de l'écorce grise autour du point A^1 détermine dans la rétine la formation d'un *punctum cœcum*, différent du *punctum cœcum* normal.

4° Lorsque toute l'écorce du lobe occipital est enlevée, le chien n'y voit plus du tout, il est atteint de *cecité corticale*.

5° L'ablation à peu près complète de la surface convexe du lobe occipital d'un singe le rend *hémiopique* ; il a de la cécité des deux moitiés correspondantes des rétines.

6° Pour Ferrier, c'est la destruction du *gyrus angulaire* (pli courbe), qui provoquerait la cécité de l'œil opposé, tandis que pour Munk, ce n'est que le centre de la sensibilité des yeux.

7° Il n'a pas remarqué d'hémiopie chez les singes à la suite de ces lésions. Chez eux comme chez les autres animaux (chiens, chats), l'action croisée des hémisphères est complète en ce qui concerne la vision.

8° Dans tous ces cas, la cécité est passagère, si l'un des deux côtés est encore sain, ou s'il reste quelque partie de l'écorce cérébrale du lobe occipital non-atteinte. Il se produit des phénomènes de compensation.

9° La cécité est permanente lorsque la destruction est totale sur les deux lobes.

10° Dans nos expériences personnelles, nous n'avons jamais pu obtenir la cécité en ne détruisant que le gyrus angulaire ; nous n'observions alors qu'une diminution très notable dans l'acuité visuelle, dans la faculté de perception chez les chats.

11° Ce n'est qu'après avoir détruit, comme Munk, toute l'écorce du lobe occipital, que l'animal a cessé complètement de voir de l'œil opposé à la lésion.

DEUXIÈME PARTIE

DE LA VISION MENTALE DES OBJETS

(Cécité psychique, cécité corticale)

D'après les données cliniques et anatomo-pathologiques coordonnées.

Dans notre première partie, nous avons interrogé la vivisection; elle nous a répondu : La vision mentale existe, et elle semble être en rapport avec l'écorce des lobes postérieurs du cerveau. Si vous produisez telle ou telle lésion déterminée, vous observerez tel ou tel symptôme correspondant. Pouvons-nous dès lors conclure de l'animal à l'homme, et en admettant même que nous rencontrions l'un quelconque de ces symptômes chez ce dernier, sommes-nous en droit d'en déduire aussitôt la lésion productrice? Malheureusement non, et cela pour plusieurs causes. D'une part, les cerveaux chez les différents êtres de l'échelle animale présentent entr'eux une certaine analogie fondamentale, mais on ne peut pas dire qu'ils sont identiques. D'autre part, les lésions artificielles que nous produisons, tout en arrivant au même résultat, la destruction de certains centres dans l'écorce cérébrale, suivent une marche toute différente de celle de la nature, divergence suffisante à elle seule pour masquer ou dénaturer les phénomènes que nous observons dans la clinique. Nous voyons déjà les mêmes expériences ne pas concorder entre une espèce d'animaux et une autre, comment pourrions-nous sur ce seul examen édifier des théories applicables en tous points à l'homme ?

La vivisection nous est cependant fort utile en nous fournissant un certain nombre de faits bruts, mais c'est à nous à en vérifier l'exactitude par la clinique et les recherches anatomo-pathologiques. Ces derniers documents devront toujours figurer parmi les plus importants et les plus décisifs. « Car, si les premiers peuvent mettre souvent sur la voie des localisations, seuls ceux-là permettront de juger en dernier ressort et de *fournir la preuve*, du moins, pour ce qui concerne l'homme, objet spécial de nos études (1). Les conditions indispensables pour aborder ces problèmes, continue notre éminent aliéniste (2), sont les suivantes : 1° Une bonne observation clinique recueillie, autant que possible, à la lumière des données de la physiologie expérimentale ; 2° une autopsie régulière, c'est-à-dire parfaitement explicite, anatomiquement parlant. »

Les faits relatés jusqu'à ce jour sont encore peu nombreux. Il y a à peine cinq ans que Fürstner attira l'attention sur ces troubles de la vision d'origine cérébrale, troubles qui, vu l'état particulier dans lequel se trouvent ordinairement les facultés mentales au moment de l'observation, peuvent pas-

---

(1) Charcot. Leçons sur les localisations dans les maladies du cerveau, 1re fascicule, p. 4. (1876).

(2) Charcot. Loc. cit., p. 43.

ser parfaitement inaperçus si on ne les recherche pas. Quelques cas ont été signalés en Allemagne, bientôt suivie dans cette voie par l'Angleterre. Ces nouvelles idées n'ont pas encore été vulgarisées en France où nous n'avons rien trouvé de fait sur la question. Ces troubles de la vision mentale des objets nous ont paru véritablement rares, surtout pour qu'ils se dégagent d'une façon assez nette et assez précise afin d'être utilisables.

Parmi les quelques observations parues, j'ai choisi toutes celles qui présentent à un degré suffisant de clarté les phénomènes que nons étudions. J'y ai joint une observation personnelle de cécité psychique chez une paralytique générale que j'ai eu la chance d'observer pendant mon internat à l'asile de Saint-Yon, elle est malheureusement dépourvue d'autopsie.

J'ai classé tous ces cas sous trois chefs différents:

1° Observations de cécité psychique ;

2° Observations de cécité corticale ;

3° Observations dans lesquelles la cécité psychique et la cécité corticale se trouvent réunies.

Enfin, j'ai joint un dernier cas dans lequel l'autopsie a dévoilé une lésion assez bien délimitée de l'écorce d'un lobe occipital, sans que, cependant, on ait constaté rien d'anormal dans la vue pendant la vie.

---

§ I.

OBSERVATIONS.

1° *Cécité psychique.*

OBSERVATION I (Reinhard) (1).

SOMMAIRE. — *Cécité psychique*, amblyopie, altération du sens des couleurs et de la vision des reliefs. — Nous laissons de côté comme pour l'instant superflus les autres symtômes pathologiques qui rappelaient de préférence le tableau symptomatique de la paralysie générale progressive.

.....Il lui était difficile d'éviter la rencontre des objets qui lui barraient le chemin, de saisir avec assurance ce qu'on lui présentait, de fixer avec précision de petits objets et de les compter avec certitude; maintefois elle se heurta à ce qui se trouvait sur sa route, maintefois elle décrivit autour de l'obstacle un cercle inutilement grand. Elle tâtait avant de s'asseoir sur un siège, elle ne réussissait pas toujours à suivre séparément les unes des autres les lignes d'un livre, ou à trouver pour plusieurs objets qui lui frappaient les yeux leur désignation exacte ou même une dénomination quelconque; très souvent tout lui apparaissait comme à travers un voile gris. Le trouble intéressait les deux yeux uniformément. L'examen de la façon dont elle voit la lumière révèle des conditions normales. Pas d'hémyopie, pas de scotômes, résultat ophthalmoscopique négatif.

Reinhard désigne comme caractères distinctifs du trouble de la vue une altération du sens des couleurs et de la fonction intime de la forme, perte ou diminution de la vision des reliefs et de la faculté de trouver le lieu.

A l'autopsie, on rencontra quantité de kystes de cysticerques dans le manteau cérébral, quelques-uns isolés dans les corps opto striés. Tubercules quadrijumeaux et corps genouillés ainsi que les troncs des nerfs

(1) Observation citée par Nothnagel dans son Topische diagnostik der gehirnkrankheiten, Berlin 1879.

optiques absolument sains. Les kystes manquent totalement dans les lobes occipitaux, il n'y en a que quelques-uns isolés dans les lobes temporaux. Mais ils se rencontrent en masse dans l'écorce des lobes frontaux et pariétaux. Les premier en renferment aussi à leur base.

OBSERVATION II (Wilbrand). (1).

SOMMAIRE. — *Cécité psychique*, hémianopsie incomplète latérale gauche, amblyopie, scotômes, guerison presque complète interrompue soudain par de l'agoraphobie et une attaque d'apoplexie.

Bischoff, homme vigoureusement censtitué, 59 ans, habitus apoplectique ayant eu dans sa jeunesse un rhumatisme musculaire, et depuis l'âge de 27 à 30 ans épileptique. Les accès disparurent graduellement pour faire place à une santé à toute épreuve.

Réveillé au milieu de sa sieste habituelle par l'arrivée d'un ami, il lui semble qu'il a dans la tête un lourd marteau qui frappe çà et là en l'étourdissant. Ni vertige, ni état nauséeux, pas de trouble du côté des sens, mais état particulier des fonctions visuelles sur lesquelles il ne peut donner de notion exacte. Il voit bien tout, il se rend bien compte de la nature des personnes et des choses qui l'environnent, mais les objets lui semblent étranges, merveilleux. Il est d'autant plus étonné de cet état, qu'il sait être dans son milieu habituel. Arrivé devant la porte de sa maisen se disposant à aller rendre visite à un voisin, il lui semble qu'il se trouve dans un endroit nouveau pour lui, et il lui faut finalement renoncer à ces tentatives de se rendre chez son voisin, parce qu'il voit bien la route qu'il a à suivre, mais il ne comprend pas exactement celle qu'il lui faut prendre.

Il insiste sur ce fait que ses fonctions psychiques sont normales, et pour preuve il ajoute que l'autre matin, à propos d'un procès, il fit rejeter des conventions qui ne lui plaisaient pas. et sut parfaitement se déterminer pour d'autres à l'appui desquelles il fit un serment. Cet homme habite maintenant dans un faubourg, mais jadis il a vécu 17 ans à Hambourg. Or à la suite de l'attaque en question la ville lui semblait nouvelle, et il lui fallut se faire conduire à l'hôpital.

On y constata une acuité visuelle normale des deux côtés, mais il lui fallait fixer longtemps et considérer avec attention les lettres pour les reconnaître exactement. Il voyait surtout à gauche tout *flou* et comme

(1). Wilbrand, Ueber Hemianopsie und ihr verhaltniss zur topischen diagnose der Gehirnkrankheiten. Berlin 1881, p. 182.

couvert d'un voile. Les objets, dans les parties de l'espace les plus voisinnes de lui, lui semblaient à gauche tremblants, flamboyants, tourbillonnants. Il croyait voir dans la moitié gauche de son champ visuel deux crêpes noirs se mouvant l'un par dessus l'autre et formant des vagues qui se heurtaient. Pas de photopsie en éclair, pas de nuages lumineux, son visage était un peu rouge, mais ses facultés psychiques étaient absolument normales. Rien du côté du sens des couleurs. Le champ visuel examiné au périmètre fournit une hémianopsie incomplète latérale gauche.

La défectuosité porte essentiellement sur le quart inférieur gauche, etc. La ligne de séparation des moitiés inférieures des deux champs visuels est constituée par une verticale qui passe par le point de fixation. Pupille droite un peu plus large que celle de gauche, leur réaction est conservée bien que paresseuse. Mouvements et état des yeux normaux. Rien dans l'urine, pas d'athéromasie.

Le dixième jour de son séjour à l'hôpital, l'amélioration commence à la suite d'une injection de strychnine. La guérison est presque complète, quand un beau jour le patient manifeste des symptômes d'agoraphobie. Quelques mois plus tard, attaque d'apoplexie suivie de paralysie du bras gauche.

Dans cette observation, nous puisons un intérêt tout particulier dans ce trouble spécial de la vue qui s'établit avec l'attaque d'apoplexie. Celle-ci est suivie immédiatement de ce phénomène très intense consistant dans ce fait que les localités bien connues et les objets familiers n'étaient plus reconnus par notre malade. Chez lui l'aspect étrange que prenaient les impressions visuelles ne se modifia que peu à peu et non tout à coup. Les perceptions se firent plus tard normalements et si le malade resta troublé à gauche et en bas d'une façon permanente pour se diriger dans l'espace, c'est qu'en ces endroits le champ visuel avait disparu ; mais le point de fixation et la plus grande partie du champ visuel étaient conservés, ainsi que cette partie de la rétine qui reçoit les images les plus claires et les plus distinctes.

OBSERVATION III. (Stinger) (1).

SOMMAIRE. — Troubles de la parole, cécité psychique, altérations principalement prononcées au lobe frontal gauche (atrophie de la troisième circonvolution frontale gauche, comprenant aussi la substance médullaire correspondante). Dilatation des ventricules latéraux aux dépens de la substance blanche des lobes occipitaux.

Schulze, brasseur, quarante-neuf ans. Malade en decembre 1879, à la suite de grandes pertes commerciales, atteint de paralysie générale. Idées de grandeur, agitation, délire des actes.

En mars 1880, il présente quelques ictus apoplectiformes suivis de paralysie légère du facial droit et des extrémités du même côté. Consécutivement agitation maniaque avec fureur, cri, chant, dilacération de vêtements, menaçant quand on l'approchait. Il se trouvait dans le même état lorsque j'eus l'occasion de l'observer. Sa situation se modifia au bout de quelques jours, il devint calme et accessible.

Je cite dans l'ordre que j'ai observé à cette époque (admission à l'asile ce qui suit :

Constitution très vigoureuse, bon état de nutrition, faiblesse des extrémités du côté droit, pupilles égales, grosses comme des tètes d'épingle, mémoire assez exacte, jugement faux sur son état. Sensation de bien être, amuse son entourage par ses saillies spirituelles généralement très acérées. Les organes des sens présentent leurs allures normales, seule la parole est altérée ; il n'a évidemment pas à son service un vocabulaire très riche. Il est difficile de donner une description très exacte de ce symptôme, parce qu'on voit quelque chose d'analogue chez les gens normaux. Il consiste en ce qu'il peut trouver difficilement ses mots, et qu'il ne peut exprimer qu'avec peine les idées qui lui viennent.

Chez notre malade, ou pourrait attribuer cette anomalie aux attaques apoplectiformes sus-mentionnées, puisque l'hémiparésie siégeant à droite, la lésion cérébrale occupait l'hémisphère gauche et pouvait, par conséquent, porter sur le siège de la parole en altérant son bagage de mots.

(1) Stinger, Archives für psychiatrie und nervenkrankheiten, XIII, I (1882), article die cerebralen sehstorungen der paralytiker.

Dans les mois qui suivirent, de la fin de juillet 1880 à la fin de janvier 1881, se montrèrent des ictus apoplectiformes à des intervalles de 4 à 6 semaines, qui présentaient absolument les mêmes allures dans les épiphénomènes que dans les phénomènes qui formaient le tableau morbide. Je peux par conséquent réunir en une seule description les symptômes qui correspondent à chacune des attaques.

Un à deux jours avant le début des convulsions, le patient est agité. Il se roule impulsivement dans son lit, crie, veut déchirer ses couvertures. La température jusque-là modérément élevée, dépasse tout à coup 39°. Elle est dans l'aisselle droite plus haute de 5 à 8 dixièmes que dans l'aisselle gauche. C'est alors que se montrent des convulsions violentes accompagnées de perte totale de connaissance, le tout durant d'habitude 5 à 10 heures. Les convulsions se limitaient dans l'immense majorité des cas au côté droit. Elles intéressaient les muscles de la tête, du cou, du tronc et des extrémités. Quelques attaques seules témoignent de la participation du côté gauche (convulsions vives). Les pupilles sont dilatées au minimum pendant le temps des accès. De temps à autre, quelques-uns de ces derniers sont non convulsifs mais vertigineux. A leur suite, la température s'abaisse promptement à la normale.

Le lendemain, le patient est paralysé du côté droit et refrogné. La paralysie fait le jour suivant place à une faiblesse permanente. Peu à peu il redevient amusant et spirituel, et recouvre sa vigueur. Les organes des sens reprennent alors leurs fonctions suspendues par la perte de connaissance, mais ils ne reviennent pas ce qu'ils étaient avant les attaques épileptiformes.

Cette modification tient en partie à un trouble de la parole. Le patient entend bien tous les bruits, les questions qu'on lui adresse, mais il ne les comprend pas, ou il les comprend mal. Il ne donne que des réponses inexactes, ou il n'en donne pas du tout. Quand il parle, il mélange les mots et les lettres. Les objets tenus devant lui, il les désigne à faux. Parfois il se parle à lui-même par quelques mots qui font conclure à un délire des grandeurs, ou qui n'offrent aucun caractère particulier.

Le goût, l'odorat, le tact, la capacité d'émettre des mouvements spontanés sont normaux. Il voit et regarde ce qu'on lui présente, mais il n'en est pas moins vrai que l'état anormal n'est pas simplement déterminé par de l'aphasie.

Au début, je me servais pour le caractériser d'expressions générales telles que celles-ci : « Le patient semble vivre comme dans un rêve, il est comme absent, il paraît ne pas considérer le monde extérieur. Il se heurte aux autres personnes, il ne s'épouvante pas du feu qu'on tient devant ses yeux. Il se promène en rond. Sa manière d'être atteste qu'il comprend, et cependant il ne se rend pas compte des rapports qu'il doit avoir avec les personnes qui l'entourent. »

Ce n'est qu'au mois de septembre que je suis parvenu à analyser le complexus symptomatique étonnant que j'avais sous les yeux et d'une façon exacte à mon avis.

Le patient, qui ne comprenait pas ce qu'il entendait, ne comprenait pas non plus *ce qu'il voyait*. Les fonctions de la vue étaient parfaitement conservées, il percevait très bien les personnes et les choses qui l'entouraient, et même les différences de chacun des objets, mais il était incapable de prendre connaissance des impressions perçues, c'est-à-dire de concevoir d'une façon correcte les images visuelles.

Le mode d'examen et de recherche de ce trouble de la vue se différencie à peine de la méthode de Fürtzner et Munk.

Le patient voit tout ce qui entre dans la sphère de son champ visuel Il fixe aussitôt qu'on approche de lui tout objet quel que soit le côté, le champ visuel n'est donc borné d'aucune part. Il suit l'objet que l'on fait mouvoir dans toutes les directions. Il voit un siège que l'on place sur son chemin, mais il ne s'en gare que lorsqu'il s'y est heurté. Il voit le feu, les épingles, le vin qu'on lui présente, mais il ne s'épouvante pas du feu qu'on approche de son œil. Il veut, pour se rendre compte de sa nature, le toucher avec ses mains, et ce n'est que lorsqu'il sent la sensation de la brûlure, que désormais orienté, il modifie sa manière d'être à son égard.

Si l'on approche rapidement de ses yeuxune épingle, on ne détermine pas de clignement. Ce n'est que lorsqu'il est piqué qu'il se rend compte de ce que c'est.

Le vin qu'on lui présente lui est étranger au même titre qu'un soulier. Ce n'est que quand il a approché ses lèvres du liquide qu'il comprend que c'est pour boire.

L'examen ophthalmoscopique fut pratiqué par moi au mois de décembre 1880, alors qu'existait le trouble en question. Je me servis pour dilater les pupilles d'hyosciamine. Le fond de l'œil ne présentait rien d'anormal comme il était facile de le supposer. Les deux yeux furent constamment atteints uniformément le long de la maladie.

Il me reste encore à décrire la marche et la terminaison du symptôme. Comme je l'ai mentionné, il se manifesta peu de temps après les attaques épileptiformes. Il durait de concert avec le trouble de la parole environ dix jours saus modification. Puis les deux symptomes disparurent concuremment, rapidement en un jour ou deux pour faire place à l'état primitif relativement normal. Ce dernier était à son tour interrompu à nouveau par un autre accès.

En observant longuement le malade, j'arrivai aussi à saisir que cet état relativement normal subissait une modification lente de la part des accès qui se répétaient, modification d'autant plus accentuée que les crises étaient plus fréquentes. Celle-ci reposait sur une aggravation de l'état mental que l'on désignera à bon droit comme relevant de la démence générale progressive.

Cependant cette démence ne me semble pas devoir être rapportée à tous les sens, mais seulement à la vue et à la parole atteints particulièrement per les ictus épileptiformes. Les fonctions de ces deux sens dans les périodes intermédiaires aux attaques présentaient à chacune d'elles une aggravation un peu plus marquée. de telle sorte que nous notâmes la disparition d'un nombre, il est vrai peu considérable mais réel, de mots et de conceptions visuelles.

En réalité, à la fin de janvier 1881, le malade ne comprenait plus la pluralité des images visuelles perçues,et il n'avait qu'un très petit nombre ne tournures de phrase à son service. Son mode de s'exprimer présentait des lacunes très-nombreuses. Il n'avait cependant pas absolument l'aspect végétatif dément d'autres paralytiques généraux, car on pouvait encore conclure de sa conduite qu'il avait une certaine intelligence.

En effet il réagissait tout à fait correctement aux impressions du tact de l'odorat, et du goût, et savait encore se servir de son appareil musculaire dans un but déterminé.

Le mois de févrie[r] fut marqué par un nombre énorme d'accès de convulsions violentes du côté droit. Il en survenait presque chaque jour quatre à six. Le patient ne sortit pas pendant tout le mois de l'état comateux, et ce n'est qu'à sa robuste constitution qu'il dut de ne pas succomber. Toutefois ces accidents finirent par briser sa force de résistance physique, il s'amaigrit rapidement, et mourut à la fin d'avril en état de marasme profond.

L'activité sensorielle paraissait en dernier lieu ne plus exister le moins du monde. Il ne donnait aucun signe de vie spontanée en dehors d'une gloutonnerie animale.

Autopsie. — La voûte du crâne est facile à enlever, légère, mince. Diploë peu développé. Les sinus contiennent un sang coagulé foncé. La dure-mère est non épaissie. En l'incisant, il s'écoule une grande quantité de liquide clair et jaunâtre.

La 4e ventricule ne contient que des granulations très-faibles.

La substance du cervelet, de la protubérance de la moëlle, est ferme, modérément congestionnée, dépourvue d'altérations. Les nerfs et vaisseaux de la base ne présentent aucun trouble.

Les méninges molles de la base de l'encéphale sont délicates, peu infiltrées, elles ne sont pas opaques, s'enlèvent facilement, et n'adhèrent intimement qu'à la base du lobe temporal gauche. Elles sont laiteuses au niveau de la convexité, par places elles presentent un éclat tendineux et on ne peut les enlever qu'en emportant la substance corticale.

Le côté gauche est plus fortement atteint et quant à l'adhérence, et quant au trouble.

Poids total de l'encéphale.........	1280	grammes
Hémisphère gauche...............	490	—
— droit.................	500	—

Les lobes occipitaux recouvrent bien le cervelet.

Les circonvolutions sont en général peu diminuées, seule la circonvolution frontale inférieure gauche et la partie antérieure de la circonvolution frontale supérieure gauche sont très considérablement réduites. Elles sont au toucher un peu plus fermes que le reste du cerveau.

Les ventricules latéraux contiennent une petite quantité d'un liquide clair. Ils sont un peu dilatés surtout *dans les cornes postérieures*, on n'y trouve pas de granulations. La paroi externe de la corne antérieure gauche présente une dépression ovale en forme de sébille, qui comprend à peu près 3 centimètres d'avant en arrière, et 2 centimètres en largeur ; elle correspond à la circonvolution frontale inférieure.

La substance médullaire paraît en cet endroit plus étroite sur la coupe transverse que celle qui correspond à la place symétrique de l'hémisphère droit. Du reste la substance médullaire est peu congestionnée et ferme la substance grise est pâle et tuméfiée.

Les gros ganglions et les cornes d'Ammon ne présentent rien de spécial.

La moëlle épinière n'offre macroscopiquement aucune anomalie.

Le reste de l'autopsie révèle de la tuberculose et de l'œdème pulmonaire.

Foie et reins adipeux.

— Le cas précédent est particulièrement caractérisé par des troubles de la parole et du sens de la vue. Chaque accès entraîna de la *cécité psychique*, qui au début portait sur l'ensemble des objets perçus (durée 10 jours), puis notre malade redevenait capable de reconnaître la plus grande partie des objets. Finalement à la suite d'un nombre infini d'accès, la totalité des images conceptuelles d'ordre optique disparaissait, si bien que l'individu devenait complètement psychiquement aveugle. L'aphasie évoluait dans cette observation d'une manière analogue.

OBSERVATION IV. (Stinger.)

SOMMAIRE. — Aphasie, *cécité psychique* et cécité verbale. Pas d'autopsie. Cette observation se différencie des deux précédentes en ce qu'il s'agit d'une évolution chronique de l'affection.

Lehman, 35 ans, négociant, malade depuis 1879, se trouve encore à l'établissement.

Au début de la maladie, il eut de fréquents accès apoplectiformes du côté droit, qui ne durèrent que peu de temps, ne présentèrent qu'une violence modérée, et permirent toujours au malade de se remettre. La paralysie consécutive à ces attaques, qui existait du côté droit, ne durait que quelques jours. Peu à peu elles déterminèrent de l'incertitude faible mais permanente dans les muscles paralysés. En même temps se développa à leur suite un trouble de la parole, qui, dans les premiers temps consistait en une aphasie totale. Celle-ci ne durait que peu d'heures et disparaissait sans laisser de traces. Mais dans le courant de l'année, à la suite de nombreuses attaques, le patient conserva un reste d'aphasie qui, graduellement demeura à l'état de symptôme permanent et devint de plus en plus marqué à mesure de la multiplication des accès. Il embrouillait, en parlant et en écrivant, les mots et les lettres, comprenait à faux, répondait au rebours, et désignait inexactement les objets qu'on lui présentait. Il ne reconnaissait plus bien des mots, du reste sa mémoire était modérément affaiblie. Il présentait un état de bien-être morbide. Sa langue était animée de tremblements, quand il parlait, elle fourchait, et ses pupilles étaient grosses comme des têtes d'épingle. Les autres organes des sens fonctionnaient mal.

Au cours ultérieur de la maladie, pendant lequel j'observai le malade avec soin, il survint à partir de septembre 1880, à des intervalles de 4 à 8 semaines, de nouvelles attaques apoplectiformes entraînant des symptômes

(1) Stinger, Loc. cit.

du côté droit. En même temps qu'elles, la température s'accroissait, et les pupilles présentaient une dilation colossale. Ces attaques étaient suivies de paralysie de lamoti lité du côté droit, certaines d'entre elles s'accompagnaient de paralysie de la sensibilité. On constatait une aphasie totale, l'ouïe étant indemne, ainsi qu'une perte de toutes les conceptions visuelles (image du souvenir d'ordre optique), les facultés de perception n'ayant subi aucun dommage.

Le patient voyait tout, mais ne reconnaissait rien. Après avoir duré huit jours, cet état disparut, et le malade fut en état de se mouvoir spontanément jusqu'à la prochaine attaque. Mais il lui resta une certaine dose de trouble de la parole et de la vue, de l'aphasie et de la cécité psychique partielle, qui augmentèrent à la suite de chaque nouvelle attaque et prirent un caractère de plus en plus marqué. La seule propriété du sens de la vue qu'il conserva, c'était de reconnaître les personnes de son entourage, son lit, son pain, le feu ; mais il ne reconnaissait pas une aiguille, une chaussure, les pièces d'habillements, chacun des aliments, etc. Le trouble atteignit uniformément les deux yeux.

Parfois pendant les premières heures qui suivaient l'attaque, on remarquait de nombreuses hallucinations de la vue. Le patient n'examinait pas ce qu'on lui présentait, il portait son attention en différentes directions, cherchant à saisir et à tâter partout avec les mains, tandis que de ses lèvres s'échappaient certains mots comme clé, boule, ou des noms d'animaux : Tantôt les images qui l'inquiétaient paraissaient le contrarier, tantôt elles semblaient le réjouir.

Ce cas présente un intérêt particulier en ce sens qu'il constitue la reproduction clinique d'une expérience p.atiquée par Munk chez ses singes et chez ses chiens.

Je pus arriver en effet d'une façon complète et permanente à restituer à mon malade les conceptions qu'il avait perdues sur les mots et les notions visuelles. J'exerçai sa connaissance sur une série d'objets qu'il ne pouvait plus nommer ni reconnaître avec les yeux. Les résultats que j'obtins persistèrent jusqu'à ce qu'un nouvel accès survint qui effaçât les notions réacquises en même temps qu'il en enlevât de nouvelles.

L'examen du patient démontre encore d'une façon très nette qu'il suppléait à l'insuffisance psycho-visuelle à l'aide du toucher. Les dénominations qui lui manquaient revenaient à son esprit dès qu'il avait touché et examiné avec soin l'objet présenté. Voici notamment un des essais en question. On lui donne une épingle, il fait les gestes qui montrent qu'il comprend que cet objet sert à coudre, mais il est incapable de dire ce que c'est. Il se pique avec l'instrument, et aussitôt il s'écrie : « C'est une aiguille » il paraît très content de sa trouvaille.

Le malade qui est actuellement paralysé depuis trois ans a perdu les conceptions de tous les sens, il est au lit absolument isolé du monde extérieur, incapable d'aucune idée, d'aucune manifestation d'ordre affectif, mais il perçoit, entend et voit tout ce qui l'entoure. Il ressemble au chien que Goltz présenta au congrès de Londres, et qu'il désignait sous le nom de « machine réflexe ambulante ». Chez ce chien l'écorce presque tout entière était détruite, il est probable qu'il en est de même chez notre individu.

OBSERVATION V. (Chauffard) (1).

SOMMAIRE. — Cécité et surdité cérébrales (cécité et surdité psychique) avec blépharoptose droite incomplète, — Athérôme aortique, hypertrophie et dilatation du cœur, ramollissement rouge, probablement embolique, du lobule pariétal inférieur et du pli courbe sur l'hémisphère gauche.

(Nous résumons les points principaux de l'observation).

H..., de 44 ans, alcoolique, en état d'asystolie lente progressive, albuminurique. L'examen ne permet pas de reconnaître de lésion valvulaire.

Le 10 octobre, brusquement, sans perte de connaissance, perte de la parole et des facultés intellectuelles. Le lendemain, immobilité, œil fixe, vague, attitude de la méditation. Le malade ne voit et n'entend rien, il semble n'avoir aucune conscience de ce qui l'entoure. Si on lui parle

(1) Chauffard. *Revue de Médecine, 1881*. T. I, p. 393.

fortement et en insistant, il tourne la tête du côté d'où vient le son, mais sans que rien permette de croire qu'il a compris ce qu'on lui a dit, que la perception auditive qu'il a vaguement ressentie a éveillé en lui une idée ou un souvenir. De même pour la vision : Pupilles moyennement dilatées, mobiles, l'œil vague ne fixe pas, ne suit pas les objets qui passent dans le champ visuel, et cependant il n'est pas amaurotique, car il saisit les objets à sa portée selon ses besoins, mais ne reconnaît nullement ce qui l'entoure. Œil droit moins largement ouvert que le gauche, cligne à demi comme si la paupière supérieure était légèrement abaissée.

Facultés motrices indemnes, conservation de la sensibilité cutanée, mais le malade retire lentement la partie piquée, sans exprimer aucune douleur, sans paraître *extérioriser* la sensation. Arythmie cardiaque avec souffle doux passager, vague au premier temps et à la pointe.

Du 11 au 12 octobre, même état, inconscience, marmote à demi voix des mots inintelligibles et incohérents, ou répète dix fois par heure et machinalement, avec la même intonation monotone : « Ça va mieux, ça va mieux ». Pas de lésion du fond de l'œil.

Le 13. Somnolence, demi-coma. Dans la soirée, deux ou trois petites attaques convulsives, s'éteint trois jours après le début des accidents cérébraux.

La température n'a pas cessé d'être normale.

Autopsie. — Une seule lésion encéphalique, mais considérable dans l'hémisphère gauche. Elle est circulaire, présente des bords sinueux, offre le diamètre d'une pièce de 5 francs en argent, et siège en plein lobe pariétal, occupant le lobule du pli courbe et le pli courbe, et s'avançant en haut jusqu'à la scissure interpariétale qu'elle ne dépasse pas. En bas elle est à cheval sur l'extrémité supérieure de la scissure parallèle et des deux circonvolutions qui la limitent (1re et 2e temporales).

Ce foyer occupe toute l'épaisseur de la substance grise et empiète même très légèrement sur les fibres blanches sous jacentes. A son niveau, la substance corticale est friable, ramollie et de coloration rose foncé. L'embolie, si elle existe, n'a pu être démontrée.

Réflexions. — Ce n'était pas un aphasique, car il était taciturne ; s'il ne parlait pas, c'est parce que la perception ni l'idéation n'avaient lieu chez lui. En un mot, il présentait une vie inférieure et purement organique, comme en témoigne l'insensibilité à toutes les excitations périphériques. Il présente l'aspect de certains aliénés mélancoliques, mais on notait chez lui l'absence de la spontanéité cérébrale si mobile et si promptement lassée qui caractérise l'aphasique. Il était séquestré de tout contact avec le monde extérieur, bien que les organes de la vue et de l'ouïe fonctionnassent encore en tant qu'appareils du sensorium commune, mais sans prendre aucune part au sensorium psychique. L'interprétation, l'adaptation intellectuelle faisaient entièrement défaut.

Conclusions. — Analogie de notre cas avec les faits expérimentaux de Ferrier, pour qui, chez le chien et le singe, la vue réside dans le pli courbe, et l'ouïe à la partie postérieure des premières et secondes temporo-sphénoïdales; de Munk, pour qui un seul point du lobe occipital correspond anx images commémoratives des impressions visuelles (lieu de la cécité psychique), et un seul point du lobe temporal est le lieu de la surdité psychique, puisque chez un adulte, une lésion brusque qui avait supprimé le lobule du pli courbe, le pli courbe et la partie postérieure des deux premières temporales, s'était traduite par une blépharoptose incomplète et un état cérébral qu'on peut résumer ainsi : séquestration presque absolue d'avec le monde extérieur, perte de rapport, de points de contact avec tout ce qui entoure le malade, dissociation des sensibilités auditives et visuelles qui persistent en tant que fonctions organiques brutes, pour disparaître, au contraire, en tant qu'instrument psychique et source de connaissances intellectuelles.

OBSERVATION VI. — (CHARCOT) (1).

Un cas de suppression brusque et isolée de la vision mentale des signes et des objets (formes et couleurs).

M. X..., négociant à A..., est né à Vienne; c'est un homme fort instruit; il connait parfaitement l'allemand, l'espagnol, le français, et aussi le latin et le grec classiques. Jusqu'au début de l'affection qui l'a amené auprès de M. le professeur Charcot, il lisait à livre ouvert les œuvres d'Homère. Il savait le premier livre de l'*Iliade* à ne pas hésiter pour continuer un passage dont le premier vers aurait été dit devant lui. Il connaissait assez le grec moderne pour correspondre commercialement dans cette langue. Virgile et Horace lui étaient très familiers.

Son père, professeur de langues orientales à L..., possédait, lui aussi, une mémoire des plus remarquables. Il en est de même de son frère, professeur de droit à W...; d'une de ses sœurs, peintre distingué; son propre fils, qui est âgé de sept ans, connaît déjà à merveille les moindres dates historiques.

M. X... jouissait, il y a un an encore, d'une mémoire aussi remarquable. Comme celle de son père et de son fils, c'était surtout une *mémoire visuelle*. La *vision mentale* lui donnait au premier appel la représentation des traits des personnes, la forme et la couleur des choses avec autant de netteté, assure-t-il, et d'intensité que la réalité même.

Recherchait-il un fait, un chiffre relatés dans sa correspondance volumineuse et faite en plusieurs langues, il les retrouvait aussitôt dans les lettres elles-mêmes qui lui apparaissaient dans leur teneur exacte, avec les moindres détails, irrégularités et ratures de leur rédaction.

Récitait-il une leçon alors qu'il était au collège? Un morceau d'un auteur favori plus tard? Deux ou trois lectures avaient fixé dans sa mémoire la page avec ses lignes et ses lettres, et il récitait en lisant mentalement le passage voulu qui, au premier appel, se présentait à lui avec une grande netteté.

---

(1) Charcot, Leçons cliniques à la Salpêtrière, *Progrès médical* du 21 juillet 1883, n° 29, p. 568.

Pour faire une addition, M. X... n'avait qu'à parcourir les diverses colonnes de chiffres étalés devant lui, fussent celles d'un grand livre, et il alignait le total sans hésitation, tout d'un coup, sans être obligé de se livrer à ces opérations de détail, chiffre à chiffre, qu'on a coutume de faire. Il exécutait pareillement les diverses opérations de l'arithmétique.

Il ne pouvait se rappeler un passage d'une pièce d'un théâtre qu'il avait vu jouer sans qu'aussitôt il n'évoquât les détails de la mise en scène, le jeu des acteurs, le spectacle de la salle elle-même.

M. X... a beaucoup voyagé. Il aimait à *croquer* les sites et les perspectives qui l'avaient frappé. Il dessinait assez bien. Sa mémoire lui offrait, quand il le voulait, les panoramas les plus exacts. Se souvenait-il d'une conversation? Recherchait-il un propos? Une parole donnée? Le lieu de la conversation, la physionomie de l'interlocuteur, la scène entière, en un mot, dont il ne recherchait qu'un détail, lui apparaissait dans tout son ensemble.

La *mémoire auditive* a constamment fait défaut à M. X... ou, tout au moins, elle n'a jamais paru chez lui que sur le second plan. Il n'a jamais eu, entre autres, aucun goût pour la musique.

Des préoccupations graves lui vinrent, il y a un an et demi, à propos de créances importantes dont le paiement lui paraissait incertain. Il perdit l'appétit et le sommeil; l'évènement ne justifia pas ses craintes. Mais l'émotion avait été si vive qu'elle ne se calma pas, comme il espérait, et un jour M. X... fut frappé brusquement de constater en lui un changement profond. Ce fut d'abord un complet désarroi. Il s'était produit désormais entre son nouvel état et l'état ancien un contraste violent. M. X... se crut un instant menacé d'aliénation mentale, tant les choses lui semblaient nouvelles et étranges autour de lui. Il était devenu nerveux et irritable. En tous cas, la mémoire visuelle des formes et des couleurs avait disparu complètement, ainsi qu'il ne tarda pas à s'en apercevoir, et cette constatation eut pour effet de le rassurer sur son état mental. Il reconnut d'ailleurs peu à peu qu'il pouvait, par d'autres moyens, en invoquant d'autres formes de la mémoire, continuer à diriger convenablement ses affaires commerciales. Aujourd'hui, il a pris son parti de cette situation nouvelle, dont il est facile de faire ressortir la différence avec l'état primitif de M. X... décrit plus haut.

Chaque fois que M. X... retourne à A..., d'où ses affaires l'éloignent fréquemment, il lui semble entrer dans une ville inconnue. Il regarde avec étonnement les monuments, les rues, les maisons, comme lorsqu'il y arriva pour la première fois. Paris, qu'il n'a pas moins fréquenté, lui produit le même effet. Le souvenir revient pourtant peu à peu, et dans le dédale des rues, il finit par retrouver assez facilement sa route. On lui demande la description de la place d'A..., de ses arcades, de sa statue : « Je sais, dit-il, que cela existe, mais je ne m'en puis rien figurer, et je ne vous en pourrai rien dire. » Il a autrefois plusieurs fois dessiné la rade d'A..., il essaie aujourd'hui en vain d'en reproduire les lignes principales, qui lui échappent complètement.

Prié de dessiner un minaret, il réfléchit, et après avoir dit qu'il savait que c'était une tour carrée et haute, il trace sur le papier quatre lignes, deux verticales, plus longues et égales, deux horizontales. La supérieure unit l'extrémité supérieure des deux verticales, et l'inférieure se prolonge de chaque côté inégalement pour représenter le sol. C'est un dessin tout rudimentaire. « Vous voulez une arcade, je parviendrai à la tracer, car je me souviens qu'un plein cintre est une demi-circonférence; qu'une ogive est formée par deux arcs, se rencontrant à angle aigu. Mais je ne vois pas du tout ce que sont ces choses dans la réalité. »

Le profil d'une tête d'homme que trace M. X... sur notre invitation, serait l'œuvre d'un jeune enfant. Il avoue pourtant s'être aidé, en le dessinant, de la figure des personnes qui l'entourent. Un informe griffonnage représente l'arbre qu'on l'a prié de tracer. « Je ne sais pas, je ne sais pas du tout comment cela se fait ».

Le souvenir visuel de sa femme, de ses enfants est impossible. Il ne les reconnaît pas plus d'abord que la rade et les rues d'A..., et alors même qu'en leur présence, il y est parvenu, il lui semble voir de nouveaux traits de nouveaux caractères dans leur physionomie.

Il n'est pas jusqu'a sa propre figure qu'il oublie. Récemment, dans une galerie publique, il s'est vu barrer le passage par un personnage auquel il allait offrir ses excuses et qui n'était que sa propre image réfléchie par une glace.

Durant notre entretien, M. X... s'est plaint vivement à plusieurs reprises de la perte visuelle des couleurs. Il en semble préoccupé plus que du reste : « Ma femme a les cheveux noirs; j'en ai la plus parfaite certitude. Il y a pour moi impossibilité complète de retrouver cette couleur en ma mémoire, aussi complète que de m'imaginer sa personne et ses traits ».

Cette amnésie visuelle s'étend d'ailleurs aussi bien aux choses de l'enfance qu'aux choses plus récentes. M. X... ne sait plus rien visuellement de la maison paternelle. Ce souvenir lui était très présent autrefois, il l'évoquait souvent.

L'examen de l'œil a été complètement négatif. M. X... est atteint d'une myopie assez forte de — 7 D. Voici d'ailleurs le résultat de l'examen des fonctions oculaires de M. X. ., fait avec le plus grand soin par M. le docteur Parinaud, dans le cabinet ophthalmologique de la clinique. Pas de lésions oculaires ni de troubles fonctionnels objectivement observables, si ce n'est autrefois un léger affaiblissement de la sensibilité chromatique intéressant également toutes les couleurs.

Nous ajouterons qu'aucun symptôme somatique n'a précédé, accompagné, suivi, cette déchéance de sa mémoire visuelle observée chez notre malade.

Aujourd'hui, M. X..., doit, comme à peu près tout le monde, ouvrir ses copies de lettres pour y trouver les renseignements qu'il désire et il doit les feuilleter comme tout le monde avant d'arriver à l'endroit cherché.

Il ne se souvient plus que des quelques premiers vers de l'*Iliade*, et la lecture d'Homère, de Virgile, d'Horace ne se fait plus pour ainsi dire qu'à tâtons.

Il énonce à mi-voix les chiffres qu'il additionne et ne procède plus que par petits calculs partiels.

Quand il évoque une conversation, quand il veut se rappeler un propos tenu devant lui, il sent bien que c'est la mémoire auditive qu'il lui faut maintenant consulter, non sans efforts. *Les mots, les paroles retrouvées, lui semblent résonner à son oreille, sensation toute nouvelle pour lui.* Il faut qu'il fasse des efforts d'audition pour reproduire, par l'écriture, deux lignes que nous lui donnons à lire dans un journal du jour. En les lisant d'ailleurs, il exécute avec les lèvres des mouvements dont il a conscience et privé de la *vision mentale*, il lui est devenu nécessaire d'avoir recours à la *parole intérieure et aux mouvements d'articulation de la langue et des lèvres* pour comprendre ce qu'il lit.

M. X... paraît avoir analysé tout le mécanisme nouveau de sa mémoire et les remarques diverses que fait devant lui M. Charcot, il les avait déjà pour la plupart faites lui-même.

Depuis ce grand changement survenu en lui, M. X... doit pour apprendre par cœur quelque chose, une série de phrases par exemple, *lire à haute voix plusieurs fois* ces phrases et affecter ainsi son oreille et, quand il répète plus tard la chose apprise, il a très nettement la sensation de l'*audition intérieure*, précédant l'émission des paroles, sentation qu'il ne connaissait pas autrefois.

M. X... parle fort bien et fort couramment le français. Il déclare néanmoins qu'il ne peut plus penser en français et qu'il ne parle cette langue qu'en traduisant sa pensée de l'espagnol ou de l'allemand, les premières langues qu'il ait apprises dans son enfance.

Un détail intéressant est que, *dans ses rêves*, M. X... n'a plus, comme autrefois, la représentation visuelle des choses. Seule, la représentation des paroles lui reste, et celles-ci appartiennent presque exclusivement à la langue espagnole.

En outre de la faculté de la représentation visuelle des objets, la *cécité verbale* existe chez notre malade à un certain degré. Prié d'écrire les alphabets grec et allemand, il a omis dans la série plusieure lettres, en grec : θεζφψχ. Ces lettres sont tracées devant lui, il ne les reconnaît qu'après les avoir tracées lui-même, et encore après d'assez longs tâtonnements, après les avoir comparées entre-elles. Des mots grecs dans la composition desquels entrent les lettres en question lui sont dictés; les comprenant, il les écrit bien et délibérément, tandis que pour lire les mêmes mots écrits par une autre personne, il est obligé d'écrire au préalable ces mots. On voit, par là, qu'il lui faut compenser à l'aide de la main le défaut de mémoire visuelle des mots dont il est affecté à un certain degré, pour certaines langues.

Cependant les notions appartenant à la catégorie du sens musculaire, fournie par les mouvemeuts de la main dans l'acte d'écrire, ne sont pas chez lui d'une intensité exceptionnelle. En effet si, lorsque les yeux étant fermés, on communique à sa main les mouvements nécessaires pour écrire, par exemple, le mot passivement, il est obligé de le voir et de le lire pour le désigner.

La note suivante rédigée par le malade, à la sollicitation de M. Charcot, complètera sur plusieurs points l'observation qui vient d'être relatée, et elle fera mieux comprendre encore le désarroi temporaire et aussi les déchets permanents qui se sont produits chez lui en conséquence de la perte de la vision mentale.

« Je m'empresse de répondre à votre lettre et je vous prie de vouloir bien excuser ma connaissance imparfaite de la langue française, imperfection qui rend un peu difficile l'impression exacte de ce que je dois vous soumettre.

« Comme je vous l'ai dit, je possédais une grande facilité de me représenter intérieurement les personnes qui m'intéressaient, les couleurs et les objets de toute nature, en un mot tout ce qui se reflète dans l'œil.

« Permettez-moi de vous faire observer que je me servais de cette faculté dans mes études : je lisais ce que je voulais apprendre et en fermant les yeux je revoyais clairement les lettres dans leur plus grand détail ; il en était ainsi pour la physionomie des personnes, des pays et villes que j'avais visités dans mes longs voyages, et, comme je vous le disais plus haut, de tout objet qui avait été aperçu par mes yeux.

« Tout d'un coup cette vision intérieure a absolument disparu. Aujourd'hui même, avec la meilleure volonté, je ne puis pas me représenter intérieurement les traits de mes enfants, de ma femme ou de n'importe quel objet me servant journellement. Donc, étant établi que j'ai absolument perdu la vision intérieure, vous comprendrez facilement que mes impressions sont changées d'une façon absolue.

« Ne pouvant plus me représenter ce qui est visible, et ayant des choses que je dois connaître depuis fort longtemps, mes sensations, ou plutôt mes impressions, étant indéfiniment nouvelles, il me semble qu'un changement complet s'est opéré dans mon existence et naturellement mon caractère s'est modifié d'une façon notable. Avant j'étais impressionnable, enthousiaste, et je possédais une fantaisie féconde ; aujourd'hui je suis calme, froid, et ma fantaisie ne peut plus m'égarer.

« Le sens de la représentation intérieure me manquant absolument, mes rêves se sont également modifiés. Aujourd'hui je rêve seulement *paroles*, tandis que je possédais auparavant, dans mes rèves, la perception visuelle.

« Comme exemple plus concluant : si vous me demandiez de me représenter les tours de Notre-Dame, un mouton qui broute ou un navire en détresse en pleine mer, je vous répondrais que, quoique sachant distinguer les trois choses très différentes et sachant très-bien de quoi il s'agit, elles n'ont aucun sens pour moi, au point de vue de la vision intérieure.

« Une conséquence remarquable de la perte de cette faculté mentale est, comme je l'ai déjà dit, le changement de mon caractère et de mes impressions. Je suis beaucoup moins accessible à un chagrin ou à une douleur morale. Je vous citerai qu'ayant perdu dernièrement un de mes parents auquel m'attachait une amitie sincère, j'ai éprouvé une douleur beaucoup moins grande que si j'avais encore eu le pouvoir de me représenter par la vision intérieure la physionomie de ce parent, les phases de la maladie qu'il a traversée, et surtout si je pouvais voir intérieurement l'effet extérieur produit par cette mort prématurée sur les membres de ma famille.

« Je ne sais si j'explique bien ce que j'éprouve ; mais je puis vous affirmer que cette vision intérieure qui me manque aujourd'hui existait chez moi d'une façon peu ordinaire, et elle existe aujourd'hui chez mon frère, professeur de droit à l'université de N.., chez mon père orientaliste, connu dans le monde scientifique, et chez une sœur peintre d'un talent assez apprécié.

« Comme conclusion, je vous prie de remarquer que je suis obligé aujourd'hui *de me dire les choses que je veux retenir dans ma mémoire*, *pendant que j'avais auparavant seulement à les photographier par la vue.* »

OBSERVATION VII (PERSONNELLE)

SOMMAIRE. — *Cécité psychique*, amblyopie, altération de la vision des contours.

Mme A..., 44 ans, d'un tempéramment très nerveux, avait toujours été maladive surtout au moment de ses règles. Son caractère très irritable et très volontaire rendait avec elle la vie difficile, aucun domestique ne pouvait rester dans la maison.

Depuis plusieurs mois déjà, Mme A... négligeait son ménage, ne s'occupait plus de ses comptes, seul son jardin absorbait la plus grande partie de son temps. Son mari, qui est propriétaire, était obligé de quitter ses occupations pour aller faire les quelques commissions que réclamait son intérieur. En outre de ces bizarreries d'action, elle était très exigeante et s'irritait pour un rien. Il fallait presque deviner ses désirs pour éviter une colère qui ne manquait pas d'arriver, si elle n'était servie au moment même où elle faisait la demande. A part ce caractère fantasque, son entourage n'avait rien remarqué de particulièrement anormal, lorsqu'au mois de novembre 1882, elle eut, étant couchée, comme une sorte de vertige. Il lui sembla que tout s'anéantissait en elle, que la vie l'abandonnait, qu'elle allait mourir. Elle n'eut que le temps d'appeler son mari à son aide.

Ce trouble ne dura que quelques heures, après lesquelles la malade revint à son état primitif.

Le 6 avril de cette année, elle se trouvait seule dans son jardin en train de tailler du lierre, lorsqu'elle fut prise cette fois d'un ictus apoplectiforme qui la fit tomber sans connaissance. Sa fille, âgée de 12 ans qui se trouvait en pension, aperçut en rentrant sa mère étendue à terre, et courut chercher du secours. D'après les quelques renseignements qu'a pu nous donner le mari, il y eut de l'anesthésie et de l'hémiplégie, mais il ne peut spécifier de quel côté.

Après quelques jours, ces accidents disparurent, la malade put se lever à nouveau, mais c'est alors que l'on s'aperçut qu'elle était plus faible sur ses jambes, qu'elle était vite fatiguée. Elle éprouvait aussi une difficulté de plus en plus grande pour s'exprimer, ses paroles s'embrouillaient et étaient moins assurées. Se voyant souffrante, elle ne sut qu'inventer pour se soigner, elle absorba toutes sortes de remèdes, insistant surtout sur les lavements et les purgatifs. Elle devint alors de plus en plus difficile on ne pouvait plus la quitter un seul instant, jour et nuit il fallait que l'on s'occupât d'elle. A bout de fatigue et de patience, son mari se décida à nous l'amener.

Le jour de son entrée, le 24 juillet 1883, Mme A... se trouve dans l'état suivant : constitution générale un peu débilitée, athérôme des artères radiales qui résistent sous le doigt, souffle aortique doux, systolique au niveau des valvules, faiblesse des membres inférieurs, pupilles égales et contractées, mémoire assez exacte. Elle répond bien à toutes les questions qui lui sont posées, raconte elle-même et sans se faire prier tout ce qui lui est arrivé. Pas d'idées de grandeur. Cependant elle revient sans cesse sur ce fait, que sa petite fille a eu une fièvre typhoïde et que c'est elle qui l'a guérie ; qu'il en a été de même pour plusieurs autres personnes. Quand nous lui demandons quel traitement elle leur faisait suivre, elle refuse énergiquement de nous le dire, elle ne veut pas le dévoiler.

Les organes des sens présentent leurs allures normales. La parole est profondément altérée. Elle est lente, tremblée comme dans la paralysie générale. La malade ne peut pas parler aussi vite qu'elle le voudrait, ses lèvres ont un tremblement fébrillaire très marqué qui la fait de temps en temps balbutier et l'oblige à se reprendre. Elle s'en aperçoit très bien, et s'excuse de ne pouvoir mieux s'exprimer. Nous lui disons de tirer la langue, et ce n'est que par saccades, d'une manière incoordonnée qu'elle y parvient.

Signalons en passant que Mme A... se trouve à l'âge de la ménaupose, elle a vu ses règles se suspendre depuis sept mois.

Nous ne relatons rien du côté de l'hérédité.

Le lendemain matin, au moment de la visite, survient un nouvel ictus, « O ma tête, ma tête, s'écrie-t-elle, et elle tombe sans connaissance. La face est pâle, la respiration irrégulière et haletante. Convulsions epileptiformes des membres, sans prédominance marquée d'un côté plutôt que de l'autre, au dire des religieuses qui ont assisté à l'attaque.

A notre arrivée, la malade n'est pas encore revenue à elle. Sous les paupières fermées, les yeux sont convulsés à droite. Pas de paralysie faciale, mais hémiplégie de tous le côté gauche. La sensibilité est notablement diminuée de ce côté sans être cependant suspendue. Si nous la pinçons un peu fortement, c'est le côté droit qui réagit. Ces phénomènes durent environ une heure. La paralysie a alors fait place à de la contracture, qui n'est elle-même que passagère. Le soir à la contre-visite, les membres sont dans la résolution, la malado a eu une série d'attaques toute la journée, jusqu'à dix. Elle en a encore trois ou quatre la nuit.

Le 26, en examinant Mme A..., nous sommes frappés par les troubles suivants: Les yeux sont ouverts, les pupilles également dilatées. Le regard est vague, perdu dans le vide. Nous approchons rapidement certains objets de la cornée sans provoquer aucun clignement, aucun mouvement réflexe. Elle voit cependant un peu, car si nous passons lentement la main ou un livre devant ses yeux, elle suit ses objets du regard dès qu'ils entrent dans son champ visuel ; celui-ci ne semble limité d'aucune part. Mais elle n'a qu'une notion très vague de leurs contours, de leurs situation dans l'espace. En effet si nous lui disons de prendre ce que nous lui présentons, elle allonge la main en tâtonnant, et passe plusieurs fois à côté ou au-delà de l'objet avant de pouvoir le saisir. Elle ne reconnaît généralement pas ce qui frappe son regard. A part une montre qu'elle nous a bien nommée, elle regarde un coupe-papier, un crayon, un livre, réfléchit longtemps, balbutie quelques syllabes incompréhensibles, mais ne peut nous en donner le nom.

L'ouïe est intacte. Elle entend parfaitement tout ce que nous lui disons, essaye de répondre à nos questions, tourne la tête du côté d'où vient le moindre bruit.

La sensibilité est conservée, elle sent bien quand on la pince.

Le goût, l'odorat ne présentent pas de modifications.

Les conceptions sont très lentes. Il faut insister à plusieurs reprises pour fixer son attention sur quoi que ce soit, et ce n'est qu'un certain temps après qu'on lui a posé une question qu'elle répond, encore souvent à faux. Le tremblement de la parole est toujours des plus marqué. La peau est un peu chaude et le pouls bat 108 pulsations.

Nous faisons lever la malade. Il lui est impossible de se tenir debout sans être soutenue de chaque côté. Nous constatons en outre que les pieds au lieu de s'appuyer à plat comme d'habitude, ne reposent sur le sol que par le bord externe, même pendant la marche ; ce qui semblerait annoncer une paralysie du jambier antérieur et des péroniers latéraux. Vu cette particularité et son état de faiblesse extrême, il nous est impossible de nous assurer si la malade se heurterait aux objets qui l'entourent ou les éviterait.

Le 27, les organes des sens n'ont pas manifesté de changement. Je lui présente une clé, elle la regarde bien, je lui demande comment cela s'appelle, elle me répond à plusieurs reprises : « Attendez, je vais vous le dire, » mais il lui est impossible de trouver le mot qu'elle cherche. Je le lui nomme, alors elle me regarde et sourit. Nous constatons en outre que la sensibilité générale a subi d'importantes modifications. Le tact est normal, mais la perception de la douleur est absolument abolie au corps et aux membres, sauf à la face palmaire des mains, à la plante des pieds et au visage jusqu'à la partie supérieure du front. Nous pouvons avec une épingle traverser de part en part la peau des bras et des cuisses sans provoquer aucune sensation pénible. Le pouls oscille toujours aux environs de 100 pulsations.

Le 28, aucune amélioration. Les troubles persistent avec la même intensité. Nous lui faisons voir une montre, elle nous répond que c'est un morceau d'étoffe; nous lui présentons un crayon, elle nous dit que c'est une pipe. Même manque de précision pour saisir ce qu'elle voit. Il semble aussi par moment qu'elle a des hallucinations terrifiantes, elle repousse avec les mains ce qui l'effraye, et attire à elle ses couvertures pour se cacher. Le nom de sa fille revient souvent sur ses lèvres.

Les troubles de la sensibilité persistent.

Le 29, changement à vue. Nous trouvons Mme A... assise sur son lit, souriante, le regard animé. L'esprit est plus vif, elle cause sans se faire prier comme les jours précédents. Elle voit bien mieux, ne tâtonne presque plus pour prendre ce qu'elle veut, nomme de suite les objets qu'elle n'avait pas reconnus la veille, comme une clé par exemple.

La sensibilité est parfaitement revenue.

Seuls les troubles de la parole persistent avec un certain état d'abrutissement et de démence dû à la terrible crise qu'elle vient de traverser. La lassitude et la faiblesse générale l'empêchent encore de sortir de son lit

La mémoire fait défaut presque complètement. Impossible de dire son âge, l'année dans laquelle nous nous trouvons, s'il y a longtemps qu'elle est à l'asile. Ce n'est pas qu'elle ne comprenne point ce que nous lui demandons. Elle fait de sérieux efforts pour rappeler ses souvenirs perdus, mais c'est en vain, ses réponses sont fausses, ou bien découragée de chercher, elle avoue elle-même qu'elle ne peut plus se rappeler.

Dans son délire, elle a bien les idées puériles et ridicules des paralytiques généraux. Ainsi, par exemple, elle trouve que le petit doigt d'une de ses mains rapetisse de plus en plus.

Enfin, coïncidence digne d'attention, les règles qui avaient disparu, comme nous l'avons dit, depuis sept mois, sont revenues précisément ce matin.

Les jours suivants, l'état de démence et d'incohérence des paroles persiste. Mais ce sont surtout des idées de satisfaction que nous voyons prédominer. Elle veut que l'on fasse venir tous les professeurs de sa fille qui sait tout, qui aura tous les prix parce que c'est un petit prodige. Elle demande que l'on fasse des prières pour tout le monde afin que tous soient sauvés. Elle nous invite à aller déjeûner chez elle, c'est-à-dire à 46 lieues, et elle trouve tout naturel que nous parcourions cette distance en voiture.

Le mois d'août se passe sans que rien de particulièrement intéressant mérite d'être relaté.

Le 1er septembre, l'examen ophthalmoscopique ne nous dévoile rien d'anormal dans la constitution de l'œil. La vue est redevenue très bonne, la malade s'occupe un peu, se promène, est toujours souriante et satisfaite. Rien, maintenant, ne différencie plus son délire, du délire classique des paralytiques généraux.

Son état général étant satisfaisant, et rien ne pouvant faire prévoir le retour d'une nouvelle crise, son mari témoigna le désir d'essayer de la reprendre avec lui. Le 31 octobre, elle quitta l'asile.

Ce cas présente une analogie frappante avec le cas de Reinhard. Comme lui, nous avons constaté que notre malade ne parvenait pas à trouver, pour plusieurs objets qui lui frappaient la vue, leur désignation propre ou même un nom quelconque. Le trouble intéressait les deux yeux également. Il y avait une notable diminution de la vision des reliefs, et de la difficulté de trouver le lieu. Pas d'hémiopie non plus, pas de scotômes, examen ophthalmoscopique négatif. La paralysie, qui la mit dans l'impossibilité de marcher, nous empêcha de constater si elle aussi se serait buttée contre les obstacles placés sur son chemin. La nécropsie n'ayant pu avoir lieu, il ne nous a pas été donné de voir qu'elles sont les lésions qui ont coexisté avec les phénomènes observés.

2° *Cécité corticale*

OBSERVATION VIII (FURSTNER) (1)

SOMMAIRE. — *Cécite corticale unilatérale* à droite. Ambliopie du même œil consécutive. Nouvelle attaque apoplectiforme suivie de *cécité corticale complète*, puis amblyopie double. Mort. — Autopsie : Foyers de ra-

(1) Observation et suivantes IX, X et XI citées par Nothnagel, Loc. cit.

mollissement symétriques dans les deux lobes occipitaux. Destruction totale de l'écorce des 1re et 2me circonvolution occipitale ainsi que la portion antérieure de la 3me. Foyers symétriques à la partie antéro-supérieure des deux couches-optiques.

H..., 44 ans, n'ayant présenté jusqu'alors aucun symptôme de maladie, a une attaque d'apoplexie le 5 février. Dès le second jour suivant, la parésie a disparu dans le facial droit et le bras, la déviation de la tête et des yeux du côté gauche persiste jusqu'au 23; état de démence.

La déviation enfin disparue, voici ce qu'on constate: Le patient reconnaît de l'œil gauche tous les objets qu'on place devant lui, il ne voit rien de l'œil droit. Il n'existe pas d'hémiopie, pas davantage d'anomalie ophthalmique, ni de diplopie. La cécité totale de l'œil droit a ensuite graduellement un peu rétrocédé: le trouble de la vue de cet organe se manifeste simplement à présent par l'incapacité pour le malade de saisir sûrement les objets tenus devant lui, de compter correctement les choses quilui sont présentées, telles des pilules, d'écrire convenablement, de dénombrer des lignes, etc. Il écrit une lettre dans l'autre, arrive sur le châssis au lieu de l'ardoise. Le jeu des couleurs n'est pas endommagé.

L'amélioration s'accroît jusqu'au 2 août, époque à laquelle soudain surviennent trois attaques épileptiformes dont les convulsions prédominent du côté gauche.

Le 4 août, le patient se trouvant psychiquement plus lucide dit: « Je n'y vois rien », et de fait il se conduit comme un aveugle. En même temps parésie du bras et du facial gauche.

Le 6, il y voit de nouveau, mais plus mal cette fois à gauche qu'à droite. L'odorat paraît égal des deux côtés ; l'ouie est un peu amoindrie à gauche. Pas de différence entre la sensibilité des deux côtés du corps.

Le 29, à la suite de nouveaux accès, accroissement de la parésie du côté gauche, qui occupe maintenant aussi la jambe ; puissance visuelle considérablement diminuée, il ne voit plus d'une manière générale de petits objets. Au cours ultérieur de la maladie, déchéance psychique rapide : tableau caracteristique de la paralysie progressive des aliénés.

AUTOPSIE. — Faible atrophie des circonvolutions, léger trouble des méninges. Les deux lobes occipitaux contiennent deux foyers de ramollissement presque symétriques. L'écorce correspondant aux première et deuxième circonvolutions occipitales, ainsi qu'à la portion antérieure de la troisième, se trouve totalement détruite; la pie-mère couvre en cet endroit une masse rouge jaunâtre : toute la portion du tissu est affaissée. Le foyer figure sur une coupe transverse un triangle, dont la base est dirigée en haut, tandis que le sommet atteint presque la pointe du lobe occipital. Le foyer est poussé un peu plus en avant du côté droit, il dépasse en un point le sillon pariéto-occipital. La coupe transverse décèle ici la forme d'un triangle dont la base est dirigée vers l'écorce, tandis que la pointe est dirigée vers la corne postérieure On trouve en outre en des points aussi exactement symétriques deux foyers à peine du volume d'un pois qui occupent la partie antéro-supérieure des deux couches optiques. Les nerfs optiques sont tout à fait normaux même au microscope.

Observation ix. (Furstner)

Dans un autre cas de Fürstner accompagné du même trouble de la vue du côté gauche (1), la pie-mère se laisse facilement enlever des deux côtés de tout le cerveau antérieur; mais sur tout le lobe postérieur droit, presque toute l'écorce se détache en même temps que la pie-mère. L'adhérence est des plus intimes dans le domaine des 1re et 2e circonvolution occipitale et du coin ; plus en avant elle n'a eu lieu que par îlots jusqu'à la centrale postérieure (pariétale ascendante). Adhérences également beaucoup plus faibles sur le lobe occipital gauche. L'écorce même est transformée en une matière grasse de colaration lie de vin tout à fait molle ; la substance médullaire attenante est aussi très-ramollie notamment à droite. (En outre méningite partielle purulente de la base, mais qui, comme Fürstner le démontre d'une manière convaincante, n'est pas cause du trouble de la vue).

Ce second cas prouve que les petites pertes de substance des couches optiques du premier fait n'ont pu occasionner de trouble de la vue, ce qui s'explique d'ailleurs de soi par leur siège dans les parties antéro-supérieures de ces organes.

Loc. cit. t. VIII, p. 168.

OBSERVATIONS X ET XI (FURSTNER).

Fürstner apporte un troisième et quatrième cas (1) avec trouble unilatéral de la vue présentant le même caractère ; dans ces cas aussi des circonvolutions occipitales se trouvaient atteintes du côté du cerveau opposé à l'œil intéressé ; la modalité de la lésion était exactement la même que celle de sa deuxième observation (obs. IX) précédente, mais elle est très-étendue atteignant en outre les segments suivants :

CAS III. — 1/3 inf. de C. F. A., commissure inf. de C. F. A. et de C. P. A., P 2 lobule pariétal inférieur, coin, 1re occipitale O 1, Temporale moyenne T 2, Temporale inférieure T 3

CAS IV. — 1/3 inf. de C. F. A., milieu de C. P. A., P 2 tout entier, fissure pariéto-occipitale, O 1, O 2, T 1, T 2, T 3

— Ce genre de trouble de la vue, exposé d'abord par Fürstner et après lui par Reinhard, rappelle d'une façon remarquable des phénomènes décrits par Goltz chez les chiens à la suite de la destruction de l'écorce du cerveau par le lavage. Il est unilatéral quand la lésion cérébrale est uniatérale, existant sur l'œil du côté opposé; il peut aussi intéresser les deux yeux quand la lésion est bilatérale.

3° Cécité psychique et cécité corticale réunies.

OBSERVATION XII. (QUAGLINO) (2).

SOMMAIRE. — *Cécite corticale*, suivie d'hémianopsie incomplète du côté gauche, de perte de la notion des couleurs, et enfin de *cécité psychique.*

Un homme de 54 ans a une attaque d'apoplexie. Quand il reprend connaissance, il existe une amaurose et une paralysie complète du côté gau-

(1) Loc. cit. t. IX, p. 93 et 98.

(2) Quaglino, annales d'occulistique, 1868.

che. L'hémiplégie disparaît lentement, la puissance visuelle s'améliore graduellement aussi.

Un an plus tard, époque à laquelle Quaglino vit le malade, l'hémiplégie avait disparu sans laisser de traces. Les facultés visuelles étaient nettes pour toutes les distances, le malade lisait très bien même le petit texte, et à l'entendre, il serait capable de voir un moineau perché à la cime d'un arbre. Toutefois il existait un défaut de netteté de la vision excentrique à gauche, (hémianopsie incomplète du côté gauche), et ce qui étonnait particulièrement le malade, c'est que depuis qu'il était relevé de son attaque, toutes les physionomies lui paraissaient pâles et sans couleur, qu'il ne distinguait en réalité que le noir et le blanc. Jadis il était familier avec toutes les couleurs.

Il avait également perdu la faculté de se rappeler les figures, les façades des maisons, en un mot la forme et la configuration des objets.

Observation XIII. (Stinger).

Sommaire. — *Cécité psychique* et aphasie à la suite d'une attaque épileptiforme prédominant du côté droit (hémiparésie). Disparition des symptômes au bout de 4 semaines. — Nouvel accès congestif, réapparition des mêmes symptômes. — Troisième accès, complication par la disparition des conceptions du tact. Quelques jours plus tard *cécité corticale* (Munk) de l'œil droit. Nouvelles attaques congestives avec prédominance des phénomènes du côté droit, perte de connaissance, mort. — Atrophie excessive du lobe frontal gauche, altération pimérienne et corticale des plus prononcées au niveau des circonvolutions les plus postérieures.

Müller, cocher, 40 ans. — Atteint des premiers symptômes de paralysie générale au mois d'octobre 1870. A cette époque, il existait un léger degré d'agitation psycho-motrice suivi d'affaiblissement psychique progressif et et de paralysie motrice présentant les mêmes allures.

Attaques congestives pas encore observées. Au moment où on le reçoit dans l'établissement en octobre 1880, l'intelligence du malade n'est amoindrie qu'à un faible degré, à part des idées de grandeur et un jugement faux sur son état. Il pouvait répondre exactement et promptement aux questions qu'on lui adressait relativement à sa personne, à son entourage et aux organes des sens soumis à notre examen.

Les fonctions de la vüe étaient aussi peu affaiblies ou troublées que la parole. En revanche, certains groupes musculaires présentaient une altétération manifeste. Les muscles de la langue et des lèvres tremblaient d'une manière très accentuée. Diminution très considérable de la force et de la sûreté des mouvements dans les extrémités; pas de troubles de la sensibilité. Les phénomènes du genou existent. Pupilles égales, d'une dimension moyenne.

Après un jour d'agitation, le malade est pris dans la nuit du 26 au 27 octobre d'une attaque apoplectiforme qui procède avec une augmentation de la température normale.

Elle atteint 38° 7. D'après les indications du gardien, les deux moitiés de la face et l'extrémité supérieure du côté droit étaient atteintes de convulsions violentes. Le patient ne paraissait pas complètement dépourvu de connaissance.

Le matin qui suit l'ictus, il se trouve dans un état que l'on peut désigner en disant qu'il semble atteint d'une perte de connaissance partielle, ou plutôt qu'on peut le considérer comme un homme qui rêverait les yeux grands ouverts. Le patient paraît observer tout ce qui se passe autour de lui, mais il ne s'inquiète de rien, même de ce qui le regarde directement. Le bras droit et le facial du côté gauche sont en état de parésie. La pupille droite mesure 6 millimètres, la pupille gauche 4 millimètres de diamètre. Seule celle de droite réagit.

Dans le courant de la journée, le malade s'agite plusieurs fois un peu Il paraît s'inquiéter de ce qui se passe du côté droit, il cherche de ce côté et tâtonne avec la main gauche comme s'il voulait saisir un objet déterminé.

Le 29 octobre, l'agitation et le symptôme de chercher à droite ont disparu. La température est de nouveau tombée. La conscience du malade ne présente aucune modification, il a cessé de rester au lit, sa demarche est incertaine, il se heurte partout, ne sait ce qu'il doit faire. L'examen plus précis révèle qu'il se trouve dans un état présentant un trouble de la parole et des fonctions de la vue. L'ouïe est conservée, car tous les bruits qui viennent de n'importe quelle direction éveillent son attention. Il se tourne rapidement vers le visage de l'interlocuteur, mais il ne comprend pas celui qui l'interroge, interprète à rebours ses demandes. C'est du moins ce qui ressort nettement de sa manière d'être et de ses gestes. Il est hors d'état de parler, et pleure de ne pas réussir à s'exprimer.

De même qu'il ne comprend pas les paroles qu'on lui adresse, il ne comprend pas non plus ce qu'il perçoit avec les yeux. Il est facile de constater qu'il perçoit et qu'il voit, puisqu'il fixe aussitôt tout objet de quelque côté qu'il apparaisse dans la sphère de son champ visuel, et qu'il le suit avec les yeux quand on le fait mouvoir devant lui. Mais les objets les plus divers qui sont vus par lui ne produisent pas les impressions morales comme chez les gens bien portants, puisque le patient ne reconnaît pas et ne sait pas ce que représente chacun des objets. Ce n'est que lorsqu'il s'est rendu compte au moyen du toucher du genre et de la nature de ce qui est sous yeux, qu'il manifeste des actes et une determination volontaire en rapport avec ce qu'il a trouvé.

Cette perturbation se traduisit sous les modes les plus multiples. La manière d'être du malade parut même au personnel des gardiens différente de celle des autres paralytiques. Les épreuves auxquelles j'ai soumis l'individu, et qui sont au fond les mêmes que celles dont je m'étais servi pour ma première observation, ont fourni toujours le même résultat.

Les objets que je lui ai présentés : feu, vin, épingle, n'ont été reconnus par lui que lorsqu'il s'est aidé du sens du tact. Un jour qu'il avait perdu son soulier, il le cherchait à taton par terre en touchant tous les objets qu'il rencontrait avec les mains ; quoique son soulier fut devant lui, il ne s'en saisit pas sur le champ, bien que ses regards tombassent sur lui. Ce ne fut que lorsqu'il l'eut saisi avec les mains qu'il le reconnut, qu'il le garda avec une satisfaction évidente. Il demeura constamment indifférent aux choses qu'on s'obstinait à ne lui faire percevoir qu'avec l'œil, comme les couleurs ou les tableaux bigarrés.

Les expériences sans nombre, auxquelles j'ai soumis impitoyablement le malade, d'ailleurs endurant, pendant les cinq jours suivants, fournirent le même résultat. Il entendait, il voyait, mais il ne comprenait pas ce qu'il voyait, ni ce qu'il entendait. Les deux yeux sont uniformément atteints, il n'existe pas d'hémianopsie.

Le 5 novembre au soir, la température s'élève de nouveau brusquement à 38° 6.

Le 6 novembre, tout le facial droit et la moitié supérieure du facial gauche sont atteints de convulsions cloniques qui durent tout le jour en présentant peu d'interruption.

Le jour suivant, elles sont plus faibles et plus rares.

Le 8 novembre, elles ont complètement cessé. A cette époque la température revient à la normale.

Les 14 jours qui suivent, on ne constate aucune modification. Le patient encore paralytique est aphasique et ne comprend ni les impressions auditives ni les impressions visuelles (surdité verbale et cécité psychique), il se meut spontanément et intelligemment, se tient propre et reste calme.

Le 23 novembre, commence une amélioration du trouble de la parole

Le patient comprend certaines questions correctement, il y répond avec des signes et certains mots tels que zahn et zunge.

Le 1er décembre, la faculté de la parole doit être considérée comme normale. L'examen précis pratiqué comme précédemment démontre qu'on ne peut encore constater aucune modification dans le trouble de la vue.

Ce n'est que trois jours plus tard que ce dernier commença à décroître, et deux jours après qu'il a complètement disparu. Le malade désigne maintenant tous les objets correctement, recule devant une aiguille, devant le feu, et se saisit sans retard d'un verre de vin qu'on lui présente. Le bras droit depuis quelques jours n'est déja plus paralysé. Il conserve simplement une certaine maladresse, le malade ne s'en sert pas aussi bien que du bras gauche ; la langue dévie un peu du côté droit ; la pupille gauche demeure immobile, celle de droite, un peu plus étroite, mesure un diamètre de 4 millimètres, et réagit nettement, mais d'une façon qui n'est pas en rapport avec l'incitation.

Nous pratiquons, à cette époque où les organes des sens sont redevenus normaux, un nouvel examen de l'intelligence. Il nous révèle qu'elle est en état de diminution extrêmement remarquable. Le patient, qui avant les accès jouissait d'une bonne mémoire, ne donne maintenant que certaines réponses tout à fait démentes : il est dans sa sixième ou septième année, il y a de nombreuses années qu'il est ici, l'endroit où il se trouve est une fabrique.

Les 13 et 14 décembre, le patient est atteint de vertiges, il présente une coloration blafarde de la face, est anxieux et mal assuré, il faut le mettre au lit. On remarque actuellement une aphasie partielle, pour les objets qui l'entourent, il ne fournira que des expressions d'ordre général, ne répondra qu'au rebours à certaines questions, cherchera en vain des réponses justes.

Dans les jours suivants, vomissements à plusieurs reprises, sueurs profuses de tout le corps.

Le 18 décembre, paralysie complète du facial gauche, parésie du bras droit. Pupille droite 7 millimètres, pupille gauche 6 millimètres de diamètre, toutes deux n'offrant pas de réaction. L'aphasie est revenue totale ; il en est de même pour le trouble de la vue, présentant sur les deux yeux celui que nous avons décrit précédemment. Le tableau thermique marque depuis le 14 décembre une élévation constante de la température qui oscille entre 38° et 38° 5.

Le tableau symptomatique général est considérablement modifié par l'apparition d'un nouveau phénomène. La perte de connaissance partielle est augmentée par un trouble du sens du tact. Le patient perçoit bien les contacts, mais il ne manifeste aucune douleur quand on le pique profondément avec des épingles. Il est absolument incapable également de s'instruire par le toucher du genre et de la nature des objets qu'on lui présente, tandis qu'il était en état de le faire jadis. Lorsque autrefois il avait tâté un objet qu'il voyait bien avec les yeux, mais qu'il ne pouvait comprendre, renseigné par le toucher, il savait ce qu'était cet objet et ce à quoi il servait. Actuellement il a perdu cette faculté, et manipule de la manière la plus comique et la plus insensée les objets qu'on lui met entre les mains.

Le 19 décembre, même état à l'examen le plus exact.

Le 20 décembre, même état. Seul l'œil droit présente une modification dans le trouble de la vision. Cet organe se comporte comme s'il était complètement aveugle, ne réagit en aucune façon devant les impressions visuelles.

Le 22 décembré, le trouble de la parole est plus faible, il n'y a d'abord aucune modification dans le trouble de la vision pour chaque œil.

Les 23 et 24 décembre, convulsions cloniques continues des muscles de la face et du bras droit, associées à une augmentation soudaine de température. qui, de quelques dizièmes de dégré au-dessus de 38 qu'elle présentait jusqu'alors, monte à 39°, 8.

Le 24 décembre au soir, le patient est entièrement privé de connaissance. En d'autres termes, les fonctions de tous les organes des sens ont dispa. u. Le malade reste dans cet état jusqu'au 29 décembre, époque à laquelle la mort arrive par la paralysie du cœur.

Autopsie. Panicule adipeux très-abondant. Faible athéromasie à l'origine de l'aorte. Foie gras. Reins gras. Hypérémie du lobe inférieur du poumon gauche. Calotte crânienne lourde et épaisse. Diploë peu développé. Elle s'enlève difficilement, la face interne est un peu rugueuse, notamment le long du sinus longitudinal supérieur et des vaisseaux. Les sinus sont vides. La dure-mère est lisse des deux côtés et non épaissie, son ablation cause la destruction des méninges molles dont il s'écoule une grande quantité de liquide clair. Ces dernières sont troubles à la convexité et infiltrées par de la sérosité. Toutefois, en avant on reconnaît encore les arêtes des circonvolutions, tandis qu'en arrière. il est impossible de les distinguer à cause de l'opacité des membranes.

La pie-mère de la convexité présente trois épanchements sanguins récents, ayant chacun l'étendue d'une pièce de deux marcks. L'un occupe la pointe inférieure de la première circonvolution frontale droite. Le second occupe la racine de la troisième circonvolution frontale droite. Le troisiène siège au niveau du lobule pariétal inférieur droit. La pie-mère de la convexité est très difficile à détacher, surtout au niveau des lobes frontaux. En l'enlevant, on lèse au plus haut degré les parties cérébrales sous-jacentes. A la base du cerveau, la pie-mère n'est que peu troublée Dans la scissure de sylvius, elle n'est que légèrement adhérente.

Les deux lobes frontaux sont à la base intimement soudés l'un à l'autre, à tel point qu'on ne peut les séparer sans déchirer la substance cérébrale.

La sylvienne du côté droit contient un coagulum sanguin spongieux; celle de gauche contient un caillot très petit faiblement coagulé. Les vaisseaux et les nerfs de la base ne présentent d'ailleurs aucune anomalie. La pie-mère adhère très intimement à la base des lobes temporaux et occipitaux, on ne peut l'en détacher à cet endroit, sans entraîner de la substance nerveuse.

La partie antérieure des hémisphères est au toucher plus flasque, moins ferme, et paraît plus mince que la partie postérieure. Ceci est particulièrement marqué du côté gauche.

En extrayant l'encéphale de la cavité crânienne, ainsi qu'en ouvrant les ventricules latéraux, il s'évacue une très grande quantité d'un liquide séreux. Les ventricules latéraux sont très larges, leur épendyme est légèrement granuleux. Ceci est vrai à un plus haut degré pour le quatrième ventricule.

Les cornes d'Ammon sont des deux côtés applaties, très fermes au toucher et à la coupe.

Le cervelet et les différents ganglions ne présentent rien de particulier. La substance grise est pâle comme tuméfiée, elle n'est parsemée que d'un certain nombre de raies rougeâtres et isolées. La substance blanche est modérément congestionnée, de consistance un peu plus dure.

Observation XIV (Stinger).

Sommaire. — *Cecıte corticale* à la suite d'une attaque épileptiforme, durée 10 jours. — *Cécité psychique* consécutive. Mort par pleurésie.

Méier, 45 ans, malade depuis deux ans et demi avant son admission à l'établissement. A eu plusieurs accès de manie avec fureur, plusieurs vertiges également, tremblement de la langue et de la parole, balbutiement, pupille très-étroite, idée de grandeur, déchéance intellectuelle très prononcée. Il ne sait pas l'âge qu'il a, où il se trouve, prétend jouir d'une santé parfaite, incapable des calculs les plus simples. Il n'existe pas de troubles particuliers du côté des organes des sens.

Le 20 septembre, il est pris d'une attaque épileptiforme prédominant du côté gauche, une heure de durée. Les jours suivants, convulsions isolées dans les différents muscles tantôt à gauche, tantôt àdroite. Pendant l'accès il perd connaissance complètement, les pupilles sont dilatées, il y a une hyperthermie modérée.

La connaissance revient dès le premier jour, mais le malade est paralysé du côté gauche et présente un fonctionnement anormal de certains organes des sens. Il comprend bien les questions qu'on lui adresse, mais il n'y répond pas d'une manière convenable, bien qu'il parle à tort et à travers et qu'il émette souvent des conceptions délirantes.

L'ouïe existe, il n'a aucun trouble de la sensibilité tactile. En revanche il paraît être absolument aveugle. Il remue les yeux tout grands ouverts de côté et d'autre, mais ne voit aucun objet quel que soit le côté ou on le lui présente. Il n'en fixe aucun, et ne fait attention à aucun d'eux quelque frappant qu'il soit. Ce n'est que quand on vient lui heurter les yeux ou le visage, que saisi de crainte il les repousse instinctivement. Le malade n'a pas conscience de cet état d'abolition des perceptions, qui est égale sur les deux yeux.

Au contraire il se fait illusion à raison de nombreuses hallucinations de la vue.

La cécité disparait au bout de 10 jours. Le patient peut alors distinctement voir les objets qu'on lui présente. Il est capable de les fixer dès qu'on les fait parvenir dans son champ visuel qui n'est nulle part limité, mais il semble qu'il ne les reconnaisse pas, qu'il ne sache pas ce qu'ils sont.

Il nous fut d'ailleurs impossible de préciser avec exactitude les lacunes psycho-visuelles, car le malade est incessamment agité bien qu'à un léger degré ; il veut saisir et détruire tout ce qu'on lui présente. On ne peut obtenir de réponses, ou plutôt à tort et à travers sous l'influence des hallucinations de la vue qui existe encore d'une façon continue. Ces dernières sont variées, mais elles se rapportent de préférence à des animaux qu'il voit et cherche tantôt sous le lit, tantôt sur le mur, tantôt sous son oreiller. Ces hallucinations persistent en même temps que l'agitation et le désordre avec incohérence dans les idées qui les accompagnent jusqu'à la mort qui survient à la fin d'octobre (pleurésie). L'hémiplégie gauche avait rétrocédé huit jours après l'attaque épileptiforme. La dilatation pupillaire persiste jusqu'à la fin.

Autopsie. — La pie-mère n'est que peu trouble dans le point qui correspond aux pariétaux. Elle est ailleurs délicate et infiltrée. A l'ouverture de la dure-mère, comme lorsqu'on enlève l'encéphale, il s'évacue une grande quantité d'un liquide séreux clair. La pie-mère s'enlève partout facilement de l'écorce sans produire de perte de substance. Les vaisseaux sont fortement congestionnés. L'encéphale est petit, congestionné aussi. Les circonvolutions cérébrales sont un peu réduites dans leur volume, elles ne présentent pas d'anomalie. Les ventricules latéraux sont dilatés dans tous les sens, leur épendyme est granuleux ; ces phénomènes sont très-accentués dans les troisième et quatrième ventricules.

OBSERVATION XV

Sommaire : Foyer gangréneux du lobe occipital. — Gangrène du poumon, ulcères simples de l'estomac.

Observation par Ch. Sazic interne provisoire, présentée à la Société anatomique, séance du 15 décembre 1876.

Ch.... 32 ans, concierge, est entrée le 8 septembre 1876 comme atteinte d'aliénation mentale dans le service de M. Voisin à la Salpêtrière. A son arrivée la malade présente un délire mélancolique avec refus de parler et de manger, peurs, craintes qu'on assassine ses enfants. Elle dit souffrir de douleurs épigastriques très-vives. Pas d'antécédents héréditaires. Parle très-peu mais facilement et la mémoire est conservée. Intégrité de sens. Rien du côté du cœur ni des poumons. Marche facile, lente. Force des mains suffisante. Pas de modification dans la sensibilité des membres Pas de douleur spinale spontanée où à la pression.

9 Novembre. — Application d'un vésicatoire sur l'abdomen pour calmer, les douleurs épigastriques.

7 Décembre. — La malade est très-affaiblie, la peau est sèche, la soif vivet l'haleine est excessivement fétide ; température fébrile, râles muqueux au sommet du poumon droit. Dilatation considérable des pupilles, urine rouge et trouble ; hématémèses et selles sanguinolentes. On diagnostique une gangrène pulmonaire. La sensibilité et la motilité explorées nouvellement ne présentent rien d'anormal. La malade a repris sa raison depuis le 27 novembre ; elle reconnaît et parle avec les personnes de sa famille qui son venues la voir

8, 9 Décembre. — L'état de prostration augmente ; aucun symptôme nouveau. On n'a pas remarqué de convulsions pendant toute la maladie.

Autopsie: — Pas d'eschares au sacrum ni aux membres inférieurs, rien de particulier dans le crâne, ni dans la dure-mère.

Encéphale: — Poids 1,110 — *Hémisphère droit.* A la partie la plus postérieure du lobe occipital, on constate un ramolissement qui a une étendue en largeur de 5 centimètres et d'avant en arrière de 3 centimètres. Il y a des adhérences entre les méninges et la substance grise. La partie ramollie est rougeâtre et il existe à sa limite une série de pertuis vasculaires gorgés de sang. La partie ainsi altérée occupe la substance grise des circonvolutions occipitales, mais surtout la substance blanche sous-jacente.

Ce ramollisssement existe aussi au-dessus, à la partie la plus élevée des circonvolutions frontale et pariétale ascendantes le lobule paracentral est lui-même, à sa partie supérieure, un peu atteint par le processus gangréneux. Au niveau de ces circonvolutions la méninge est adhérente et échymosée.

Hémisphère gauche. — Il n'existe pas d'adhérences cérébro-méningées, on y note seulement de la pâleur de la substance corticale de la couche optique et du corps strié. — Pas de lésions appréciables dans les nerfs de la base, le bulbe., la protubéranee, ni dans les ventricules, le corps calleux.

Estomac. — A l'extérieur présente une teinte violacée. Une ouverture faite, laisse sortir une grande quantité de liquide sanguinolent avec caillots. — Le long de la petite courbure, on voit quatre ulcères ronds-coupés à pic, de 3 à 5 millimètres. La tunique muqueuse est atteinte entiè rement par un des ulcères. — *Poumons.* Adhérences pleurales à droite dans toute la hauteur. Gangrène avec liquide purulent du tiers supérieur du poumon droit. Au sommet du poumon gauche, deux cavités du volume d'un pois avec épaisissement fibreux du tissu ambiant. — *Cœur.* Un caillot dans l'orifice pulmonaire. Sang fluide (dit groseille) dans le ventricule gauche. Pas de lésion valvulaire. — *Foie.* Décoloré, presque exsangue mollasse.

Réflexions. — L'histoire de cette malade nous paraît intéressante à plusieurs points de vue :

1° On y trouve la confirmation d'un fait déjà formulé par M. Charcot, que les lésions des lobes postérieurs du cerveau sont souvent silencieuses ;

2° Le défaut d'eschares fessières malgré la lésion des lobes cérébraux postérieurs, contrairement à l'assertion de M. Joffroy.

3° Enfin, la généralisation d'un processus gangréneux dans les principaux organes de l'économie, cerveau, poumons, estomac, coïncidant avec un état particulier de diffluence sanguine.

§ II

Etude clinique et anatomo-pathologique de la vision mentale des objets.

DÉFINITION

Etant donné que l'organe de la vue est sain, ne présentant aucune lésion appréciable, si la perception des figures ou des objets familiers n'incite plus d'idée morale correspondante, c'est ce que Stinger a désigné sous le nom de *cécité psychique* ; si la perception disparaît elle-même, on est alors aveugle psychiquement, c'est ce qu'il appelle *cécité corticale* ou *amaurose cérébrale.*

ETIOLOGIE

C'est chez les aliénés et principalement chez les paralytiques généraux que l'on peut le plus souvent observer ces symptômes. Tous les cas de Fürstner, de Stinger et le nôtre ont été relatés chez ces malades. Cependant il ne sont pas pathognomoniques de ce genre d'affection. Nous voyons que les malades de Quaglino et de Wilbrand (qui dans son ouvrage sur l'hémianopsie (loc. cit.) donne un second cas moins net celui de Wachsmuth) étaient sains d'esprit et simplement apoplectiques.

En un mot, toutes les maladies dans lesquelles on peut rencontrer des accidents de méningo-encéphalite siégeant sur les lobes occipitaux, ou des altérations susceptibles de produire des hémorrhagies intra-encéphaliques, sont capables de donner lieu aux troubles de la vue que nous étudions.

Si les paralytiques généraux occupent le premier rang dans la genèse de ces symptômes, c'est que l'évolution de ces derniers est aisée à suivre chez eux à cause de la fréquence de leurs attaques, et les lésions qu'ils présentent sont bien plus limitées et plus faciles à déterminer. Il est bien rare en effet que dans les cas de ramolissement, provenant de thrombose ou d'embolie, la lésion soit bien localisée aux circonvolutions occipitales seules. Les branchioles des cérébrales postérieures qui les irriguent, ne présentent pas des territoires aussi particuliers à certaines circonvolutions que ceux auxquels fournissent les branches de la sylvienne (1). Voilà pourquoi les centres corticaux les mieux connus encore sont ceux du pied de la 3e circonvolution frontale (aphasie Bouillaud-Broca), et ceux des circonvolutions ascendantes frontales et pariétales (zône motrice) et pourquoi dans ces cas ce sont les observations de ramolissement cérébraux qui nous donne les meilleurs résultats.

---

(1) Les branches des cérébrales postérieures sont, ainsi que ces dernières, plus petites et plus éloignées du courant sanguin direct, qui arrive du cœur par les carotides, que les sylviennes. De plus, des trois branches que fournissent les cérébrales postérieures à chaque hémisphère, la postérieure seulement fournit au lobe occipital exclusivement, la moyenne irriguant la partie moyenne des circonvolutions temporo-occipitales, la première excepté ; l'antérieur se distribuant a la partie antérieure des circonvolutions temporo-occipitales, c'est-à-dire à la plus grande partie de la corne sphénoïdale du cerveau et de la face externe du lobe temporal. Grâce à ces dispositions anatomiques particulières, il sera très rare qu'une embolie vienne s'engager précisément dans l'une de ces artères, et soit assez petite pour ne venir obstruer que la dernière branche qui tient seule sous sa dépendance, le lobe occipital.

FRÉQUENCE

Nous avons vu combien peu nombreuses sont, jusqu'à ce jour, les observations de cécité psychique et de cécité corticale. Cette rareté est-elle plus apparente que réelle? Est-elle dûe surtout à ce que l'attention n'étant pas portée sur ces symptômes on ne les signalait pas! C'est peu probable, car tous les auteurs, qui dans ces dernières années les ont étudiés avec soin, s'accordent à dire qu'il est bien peu fréquent de les rencontrer surtout suffisamment nets pour qu'ils puissent être de quelque intérêt et de quelque utilité à la science.

« La raison pour laquelle ces accidents sont rarement observés à l'état de pureté, ajoute Stinger, provient de ce que l'intelligence est en même temps fortement affectéé, de ce qu'il faudrait toutes les finesses d'un examen exact pour déceler cette lacune partielle, de ce que c'est à des foyers bilatéraux qu'il faut attribuer ces accidents, enfin de ce que ces derniers ne sont que passagers et que le malade récupère les images du souvenir d'ordre optique. »

Nos investigations à l'asile Saint-Yon ont porté pendant ces six derniers mois sur 23 paralytiques générales, nous n'avons rencontré qu'un cas de cécité psychique encore sans autopsie. Notons en passant que sur 11 qui sont mortes, et qui n'avaient présenté aucun trouble de la vue, nous n'avons pas trouvé de lésions sur les lobes occipitaux.

Notre champ d'observation n'était pas très favorable, car nous n'avions que des femmes, et vu la marche rapide des premières phases de la paralysie générale chez elles et l'état prématuré de démence dans lequel elles tombent vite, nous n'avions que bien peu de sujets capables d'être soumis à un examen sérieux.

Mais M. le docteur Guyot, médecin-adjoint de l'asile des hommes de Quatre-Mares, voulut bien avoir la bonté de faire de son côté et sur ses malades des recherches analogues aux nôtres après chacune de leurs crises. Qu'il nous soit permis ici de lui présenter nos sincères remerciements. Il observa 90 malades; 2 d'entre eux présentèrent, à un certain moment, un peu de cécité psychique et même de cécité corticale, mais ces phénomènes furent très passagers et l'état général des malades ne lui permît pas de tirer des conclusions suffisamment probantes, du reste, là non plus, nous n'avons pas d'autopsie.

Enfin, si nous voulons toucher un mot de la fréquence relative des deux symptômes entre eux, nous voyons que l'on rencontre bien plus souvent de la cécité psychique que de la cécité corticale; ce qui ne nous surprendra pas beaucoup si nous songeons que cette dernière est produite par un degré de plus dans l'étendue des lésions pathologiques.

ÉVOLUTION CLINIQUE. — CARACTÈRES.

Le début est brusque, le malade a une attaque apoplectiforme ou épileptiforme, prédominant généralement plus d'un côté que de l'autre, il perd complètement connaissance. Puis il revient peu à peu à lui, chaque organe récupère ses fonctions normales, la conscience, un instant abolie, se réveille petit à petit. Si l'on interroge alors l'état dans lequel se trouvent ses sens, je suppose un cas simple, on voit que l'ouïe, l'odorat, le goût, le toucher ne présentent plus aucune modification, seule la vue n'est plus ce qu'elle était auparavant.

Le patient voit bien tout ce qu'on lui présente, il suit des yeux les objets qui passent devant lui dès qu'ils entrent dans son champ visuel, mais il ne les reconnaît plus il est incapable de dire quels sont ces objets. « Le patient, dit Stinger (1) semble vivre comme dans un rêve, il est comme absent, il paraît ne pas considérer le monde extérieur. Sa manière d'être atteste qu'il comprend, et cependant il ne se rend pas compte des rapports qu'il doit avoir avec les personnes qui l'entourent. » Tous les objets qui lui sont familiers, n'incitent plus en lui aucune idée. On lui présente du feu, il n'en a aucune crainte et il tend la main pour le saisir (obs. III et XIII).

Il cherche son soulier qu'il a sous les yeux, et ce n'est que lorsqu'il l'a touché qu'il le reconnaît (obs. XIII).

Cette perte totale de la mémoire, en rapport avec les images du souvenir d'ordre optique, peut persiter pendant un temps variable, depuis deux jours jusqu'à dix jours au plus. Alors se produit une modification qui apparaît sous deux modes différents : ou bien le malade récupère rapidement du jour au lendemain toutes ses facultés visuelles antérieures (obs. III et XIII), ou bien ce retour à l'état normal ne se fait que lentement et pas à pas. Comme dans les expériences de Munk, sur ses chiens et ses singes, ce n'est que par une rééducation complète aidée par les autres sens, que le patient parvient à enmagasiner à nouveau, de nouvelles images du souvenir. Nous en avons un bel exemple dans le cas (obs. IV), sur lequel Stinger attire tout particulièrement notre attention. Ces notions réacquises persistent jusqu'à ce qu'un nouvel ictus vienne les détruire encore une fois, en reproduisant la cécité psychique complète.

Toutes les images du souvenir ne sont pas recouvrées dans chaque période lucide, et en examinant avec soin le malade, on peut constater que le nombre de celles-ci va en diminuant progresssivement à mesure que les attaques augmentent de fré-

---

(1) Voyez observation III. p 56.

quence. En même temps l'intelligence décroît d'une façon notable et aboutit peu à peu à la démence. Cependant dans quelques cas, comme dans notre observation III, nous voyons tous les autres sens non atteints réagir correctement jusqu'à la fin, seules la vue et la parole également frappées présentent cette décadence progressive à mesure que les lésions somatiques s'accentuent.

Que l'action perturbatrice ait, toujours dans le domaine de la vue, des effets plus généraux et moins localisés, et nous verrons disparaître non-seulement les conceptions mais encore les perceptions. Notre malade en revenant de son attaque constatera qu'il ne voit plus rien du tout. Si l'on examine alors l'état des différentes parties constitutives de son œil, on ne trouvera de lésion apparente pas plus dans ce cas que dans le cas de cécité psychique. Il est mentalement aveugle, c'est la *cécité* ou *amaurose corticale.*

Il ne faut pas croire qu'en réalité, l'évolution de ces symptômes soit aussi nette, aussi tranchée que semble le dire ce rapide exposé. Presque toujours d'autres troubles concomitants viennent compliquer ce groupe particulier qui fait l'objet de cette étude. Examinons d'abord quels sont les différents modes qu'ont présenté chacun de leur côté ces deux symptômes : cécité pschique et cécité corticale, dans les observations que nous a données la clinique.

Voyons ensuite comment ils se sont comportés vis-à-vis l'un de l'autre chez les malades où nous les trouvons réunis. Enfin jetons un coup-d'œil sur les différents troubles qui les accompagnent le plus souvent.

1. — Dans toutes les observations sauf celles rapportées par Fürstner, la cécité psychique a toujours été bilatérale, elle portait uniformément sur les deux yeux. Une fois cependant (Obs. XIII) il existait des différences d'un côté à l'autre. Dans les quelques cas d'unilatéralité, le côté droit semble être le plus souvent affecté.

Nous avons vu que souvent dans l'intervalle des crises, le

patient couservait une cécité psychique partielle, certaines images du souvenir pour les objets les plus familiers lui restaient. Ainsi dans l'Observation IV, nous le voyons continuer à reconnaitre les personnes de son entourage, son lit, son pain, le feu, alors lors que toutes les autres conceptions ont disparu. Ne pouvons-nous pas rapprocher ce fait des singes de Munk chez qui il constatait la persistance des images commémoratives des carottes?

La cécité corticale est plus rare qne la cécité psychique. Comme cette dernière, elle occupe généralement les deux yeux. Nous la voyons pourtant une fois (Obs, VIII de Furstner) débuter par le côté droit seulement, ce n'est qu'à la suite de nouvelles attaques qu'elle devient complète. Dans son Observation IX, nous la voyons siéger à gauche. Enfin dans un cas de Stinger (Obs. XIII), nous trouvons à la suite d'attaques épileptiformes de la cécité corticale survenant dans un œil déjà atteint de cécité psychique (œil droit), alors que l'œil gauche ne continue toujours qu'à percevoir.

Sa durée varie depuis un jour à plusieurs mois.

Un phénomène curieux à noter, c'est que dans le cas de cécité corticale comme dans ceux d'amaurose ordinaire, les malades peuvent encore accuser des hallucinations de la vue (Obs. XIV).

II. — Dans le premier groupe de nos Observations, nous avons vu la cécité psychique exister seule, dans le second il n'y avait que de la cécité corticale, mais chez les malades que nous avons réunis dans la troisième, nous trouvons ces deux symptômes alternant l'un avec l'autre et même coexistant chez le même malade.

Ont-ils une marche régulière dans leur évolution?

La cécité corticale est-elle la période ultime à laquelle doit arriver la cécité psychique? Nullement.

Dans le cas de Quaglino, nous voyons, à la suite d'une attaque d'apoplexie, la cécité corticale apparaître soudain et d'emblée elle régressa peu à peu, la faculté de percevoir finit par revenir, mais le retour des conceptions ne se fit pas aussi rapidement. Un an après l'ictus, il existait encore de la cécité psychique consécutive.

Chez un des malades de Stinger (obs. XIV), nous trouvons un fait analogue. Après une attaque épileptiforme, le patient présente une amaurose complète qui dure dix jours. Puis la vue réapparaît, mais les images conceptuelles sont absentes, et on n'a pu en faire acquérir de nouvelles jusqu'à la mort qui survient un mois après.

Jusqu'ici c'est la cécité corticale qui a débuté pour laisser après elle, comme reliquat, de la cécité psychique. Dans l'observation XIII, nous voyons le contraire arriver. Après une crise épileptiforme, s'établit une cécité psychique des plus franches et des mieux caractérisées, siégeant également sur les deux yeux. Dans la suite, le malade parvint à réacquérir par l'exercice quelques images du souvenir, lorque survinrent de nouvelles attaques qui les firent disparaître de nouveau. L'état allant s'aggravant de jour en jour, on trouva, tout d'un coup, à la suite d'un ictus, de la cécité corticale siégeant sur l'œil droit seulement, l'œil gauche pouvait voir encore, mais ne reconnaissait rien. Quatre jours après, la mort survint.

Comment expliquer cette alternance en apparence si aléatoire de ces deux symptômes? L'examen attentif de ce que nous voyons se produire pour d'autres régions mieux connues du cerveau, les régions motrices par exemple, pourra par analogie, nous fournir une réponse satisfaisante jusqu'à nouvel ordre.

Souvent, à la suite d'une hémorragie cérébrale, nous trouvons une hémiplégie complète et subite, hémiplégie qui ne sera que passagère, qui va disparaître au bout de quelques jours, laissant la paralysie se limiter dans un membre ou même seulement dans un groupe musculaire. Que s'est-il passé? Sous l'influence du *chock* créé par la lésion soudaine qui vient de se produire, les centres nerveux des régions motrices se trouvent étonnés, toutes leurs fonctions se suspendent, d'où hémiplégie complète (1), Peu à peu, cet état de stupeur cesse, les cellules se réveillent une à une, et nous voyons en même temps réapparaître la plus grande partie des mouvements, la paralysie se limitant aux muscles animés par les cellules spécialement détruites par l'hémorrhagie.

Dans d'autres cas au contraire, nous voyons la paralysie suivre une marche toujours croissante, commencer par être partielle, puis s'étendre de plus en plus à mesure que la lésion fait des progrès.

Pourquoi n'en serait-il pas de même pour le sens de la vue? A la suite du choc produit par l'attaque initiale, tous les centres corticaux en rapport avec la vision s'arrêtent dans leur fonctionnement ; nous avons de la cécité corticale. Au bout de quelques temps celle-ci disparaît, la lésion se localise et nous trouvons alors de la cécité psychique consécutive ou toute autre forme d'amblyopie.

Au contraire lorsque nous voyons la cécité psychique préexister comme dans l'observation XIII, nous remarquons que ce n'est qu'à la suite d'attaques successives et fréquentes accompagnées d'une assez forte élévation de la température, qui révélait une marche rapide et croissante de l'inflammation, que nous voyons apparaître la cécité corticale.

III. — Ces deux phénomènes se rencontrent bien rarement à l'état de pureté. On n'en a pas encore enregistré d'observation jusqu'à ce jour. Grâce aux connexions intimes qui unissent entr'eux les différents organes de l'encéphale et chacune des parties de ces organes, nous avons presque toujours des troubles concomitants que nous diviserons en deux groupes : 1° Ceux qui siégent aussi dans l'organe de le vue; 2° Ceux qui intéressent d'autres mémoires partielles (surdité verbale, aphasie, etc...).

1° Les altérations, que nous rencontrons le plus souvent avec la cécité psychique ou consécutivement à la cécité cor-

(1) Nous n'insisterons pas sur le mécanisme de ces arrêts fonctionnels.

ticale, sont l'*amblyopie* se manifestant sous différentes formes, et l'*hémianopsie*.

Dans les observations I, II, VI, VII, VIII, XII, nous avons, outre la perte des images du souvenir, une diminution plus ou moins prononcée de la faculté visuelle d'un œil ou des deux yeux. Il est difficile au malade d'éviter les objets qui se rencontrent sur son chemin, de saisir avec assurance ce qu'on lui présente, de fixer avec précision de petits objets et de les compter avec certitude. Il tâtonne, il ne peut plus suivre les lignes d'un livre en lisant ou en écrivant. Rien ne lui paraît plus distinct, il voit tout comme à travers un voile gris et n'obtient qu'une impression *flou noyée* des objets, de sorte qu'il ne les reconnaît pas nettement. Ce n'est pas toujours, par suite de l'affaiblissement de l'acuité visuelle, mais quelquefois aussi à cause de la perte ou d'une diminution de l'appréciation des *reliefs*, de la *profondeur*. Le patient ne sait plus quel rapport doit exister entre lui et les choses qui l'entourent, il ne peut plus se guider dans l'espace.

Enfin une autre forme particulière d'amblyopie que nous notons assez souvent est la perte de la *notion des couleurs*.

« A l'état normal, dit M. le Professeur Charcot dans ses remarquables leçons sur les localisations dans les maladies du cerveau (1), toutes les régions du champ visuel ne sont pas, tant s'en faut, également aptes à percevoir les couleurs. Il est des couleurs pour lesquelles le champ visuel est physiologiquement plus étendu que pour d'autres et ces différences dans l'étendue du champ visuel se reproduisent toujours, chez tous les sujets, suivant la même loi pour chaque couleur. Ainsi, c'est pour le bleu que le champ visuel est le plus vaste; viennent ensuite le jaune, puis l'orangé, le rouge, le vert; enfin, le violet n'est perçu que par les parties les plus centrales de la rétine. »

(1) Charcot, leçon clinique à la Salpêtrière, *Progrès Médical* du 3 août 1889, n° 31, p. 594.

Jamais dans les cas qui nous occupent, on a constaté un rétrécissement concentrique et général du champ visuel pour les couleurs, analogue à celui que l'on remarque dans l'amblyopie hystérique. Le trouble s'est constamment montré à son degré le plus élevé, toutes les couleurs ont cessé d'être perçues, et alors les objets colorés n'apparaissaient plus, en quelque sorte, aux yeux des malades que sous l'aspect où ils se présentent dans une aquarelle « à la sépia ».

Un autre trouble caractéristique que nous avons remarqué dans les observations II et XII est l'*hémianopsie*, c'est-à-dire que les malades ne voyaient plus que la moitié des objets. Le premier, celui de Wilbrand, examiné au périmètre, donne pour résultat une hémianopsie latérale incomplète gauche, toute la moitié droite de chacune de ses deux rétines et le quart inférieur droit ne percevait plus rien du tout. La ligne de séparation des moitiés inférieures des deux champs visuels était constituée par une verticale passant par le point de fixation. Ce symptôme singulier disparut au bout de quelques jours.

Le second cas, celui de Quaglino, présenta aussi une hémianopsie latérale incomplète gauche.

Je ne fais que signaler en passant l'existence de ces différents troubles, le cadre de ce travail ne me permettant pas, malgré l'intérêt que cela pourrait présenter, de m'appesantir plus longtemps sur leur genèse ou leur anatomie pathologique.

Disons encore pour terminer que dans un cas (Obs. II), nous trouvons du *scotôme scintillant* ainsi décrit par M. le professeur Charcot (1) : « On voit se manifester, dans le champ visuel, une figure lumineuse, d'abord circulaire, puis demi-circulaire, en forme de zig-zag, ou de dessin de fortification, agi-

(1) Charcot, Leçon clinique à la Salpêtrière, Progrès médical du 5 août 1882, N° 31, p. 594.

tée d'un mouvement vibratoire très rapide, image tantôt blanche, phosphorescente, tantôt offrant des teintes jaunes, rouges ou bleues plus ou mois accentuées. C'est là ce qu'on appelle le scotôme scintillant. »

Cette même observation est encore fort intéressante en nous donnant la reproduction clinique d'un trouble signalé par Munk chez ses chiens. Nous voyons que lorsque les perceptions et conceptions visuelles furent redevenues normales, il resta une lésion permanente à gauche et en bas dans chacune de ses rétines, en ces endroits, le champ visuel avait disparu. N'y aurait-il pas lieu de rapprocher ces points aveugles des puncta cœca, produits accidentellement chez les chiens par Munk ? (1).

Nous avons déjà noté la persistance d'*hallucinations* de la vue aussi bien dans la cécité corticale que dans la cécité psychique (obs. IV et XIV).

Disons enfin que l'aspect des *pupilles* a été très variable.

Leur contractilité était conservée dans les observations de Furstner, dans celles de Stinger, nous voyons toujours de la mydriase et de la paralysie de ces voiles membraneux. Souvent il y a une inégalité marquée même en dehors des cas de paralysie générale, comme chez le malade de Wilbrand.

2° Dans plusieurs cas, la mémoire spéciale du sens de la vue n'était pas seule atteinte. Nous trouvons aussi des troubles de la parole, *aphasie* (obs. III, IV et XIII), et la perte de la mémoire auditive des mots, *surdité verbale* (obs. III, IV, XIII).

Enfin, dans les observations IV et VI, nous constatons l'absence d'une mémoire partielle, qui par ses connexions intimes avec deux grands groupes de symptômes, semble pouvoir se rattacher également et à la cécité psychique et à l'aphasie, je veux parler de la *cécité verbale*. Son étude plus complète va faire l'objet de notre troisième partie.

---

(1) Voir page 18.

ANATOMIE PATHOLOGIQUE ET PATHOGÉNIE

Sur les quinze observations que nous avons relatées plus haut, nous avons dix autopsies.

Dans trois d'entr'elles, nous n'avons que des données un peu vagues. Chez deux de Stinger, nous ne constatons que de la dilatation des ventricules latéraux et un peu d'atrophie des circonvolutions postérieures du cerveau, avec des phénomènes purements diffus généralisés. Chez celle de Reinbard, les kystes cysticerques, qui abondent dans les lobes frontaux et pariétaux, font totalement défaut dans les lobes occipitaux. Nous remarquerons toutefois que nous nous trouvons là en présence de lésions tout à fait différentes de celles auxquelles nous avons à faire le plus ordinairement. Ici il n'y a eu nulle part destruction de l'écorce cérébrale par inflammation, ni foyer de ramollissement par embolie ou thrombose. Nous rencontrons une quantité considérable de petites tumeurs enkystées çà et là dans l'encéphale; savons-nous bien qu'elles sont les fibres ou les centres nerveux dont les fonctions peuvent être entravées par ces corps étrangers, et pouvons-nous nous appuyer d'une façon bien solide sur des lésions si peu précises quant au siège exact pour affirmer ou pour réfuter des tendances localisatrices!

Enfin dans un dernier cas, celui de Chauffard, nous voyons très bien décrits les symptômes de cécité psychique, perte de la conception des images visuelles, joints à de la surdité verbale. Le malade ne comprend plus ni ce qu'il voit ni ce qu'il entend. Avec cette cécité psychique et cette surdité verbale y a-t-il aussi de la cécité verbale? Le patient, s'il sait lire, ne peut-il pas non plus reconnaître les lettres et les mots qu'il a sous les yeux? L'observation ne le dit pas. Du reste, l'état d'inconscience profond dans lequel il était subitement tombé et qui ne dura que trois jours jusqu'à la mort ne permettait guère un semblable examen.

La nécropsie nous indiqua une lésion du diamètre d'une pièce de 5 fr. en argent, siégeant en plein lobe pariétal gauche, occupant le lobule du pli courbe et le pli courbe, et s'avançant en haut jusqu'à la scissure interpariétale qu'elle ne dépasse pas. En bas elle était à cheval sur l'extrémité supérieur de la scissure parallèle et des deux circonvolutions qui la limitent (1re et 2e temporale). Ce foyer occupait toute l'épaisseur de la substance grise et empiétait même très légèrement sur les fibres blanches sous-jacentes. A son niveau, la substance corticale était friable, ramollie, et de coloration rose foncé.

La lésion de la première temporale gauche vient apporter un cas de plus à la théorie de M. Charcot, qui fait résider la surdité verbale dans l'altération de cette région. Mais où siège le point en litige, c'est sur le rapport à établir entre la cécité psychique observée et la lésion trouvée sur le lobule pariétal inférieur gauche. C'est là a-t-on dit que l'on a cru constater la place des centres corticaux qui tiennent sous leur dépendance la vision mentale des signes, cécité verbale (voir 3e partie) ; les centres de la vision mentale des objets, cécité psychique ou cécité corticale, se rencontrant sur le lobe occipital. Cette observation est elle réellement contradictoire, ou bien d'une part n'aurait-il pas pu exister en même temps de la cécité verbale, et de l'autre, une partie des fibres nerveuses mettant en communication l'œil avec l'écorce des circonvolutions occipitales n'aurait-elle pu être atteinte? Le lobule du pli courbe ou gyrus angulaire est bien contigu aux lobes occipitaux, de plus la lésion était profonde et intéressait même les fibres blanches sous-jacentes, et on ne nous dit pas avoir fait de coupe pour constater l'état exact des parties centrales.

Nous réserverons donc un peu les conclusions qu'il nous paraîtrait peut-être logique de tirer de cette observation, eu égard aux quelques questions douteuses que nous venons de poser, et à la majorité des résultats obtenus dans les autres cas.

En effet dans toutes les autres autopsies, nous notons des lésions importantes siégeant sur les lobes occipitaux. L'observation VIII (de Furstner) est à ce point de vue des plus caractéristique. Les deux lobes occipitaux contiennent deux foyers de ramollissement presque symétriques. L'écorce correspondant aux 1re et 2e circonvolution occipitale ainsi qu'à la portion antérieure de la 3e se trouve totalement détruite ; la pie-mère couvre en cet endroit une masse rouge jaunâtre : toute la portion de tissu est affaissée.

Les cas VIII, IX et X nous laissent constater une adhérence intime entre la pie-mère et l'écorce des lobes occipitaux, surtout marquée du côté opposé à la lésion dans les faits d'unilatéralité. L'écorce même est transformée en une matière grasse de coloration lie de vin tout à fait molle.

L'observation XII nous dévoile une très grande opacité des méninges en arrière, la pie-mère adhère très intimement à la base des lobes occipitaux. On ne peut l'en détacher sans entraîner de la substance nerveuse. Les ventricules latéraux sont très larges.

On pourrait citer encore ici une autopsie pratiquée par Gogol (1) chez un malade qui avait éprouvé jadis un traumatique. On trouva des foyers de ramollissements corticaux qui s'étendaient en partie dans les deux lobes occipitaux. Pendant la vie, ce malade considérait comme des objets qui lui étaient étrangers, des cuvettes, des compas, des objets de bureau qui lui étaient familiers, et les choses qu'il avait l'habitude de voir.

---

(1) Rapportée dans Stinger, *loc. cit.*

Enfin notre observation XIV nous indique un ramollissement siégeant à la partie la plus postérieure du lobe occipital droit. La partie ramollie était rougeâtre et il existait à sa limite une série de pertuis vasculaires gorgés de sang. Les méninges étaient adhérentes en ce point. — Chose curieuse, pendant la vie on n'a pas relaté de troubles de la vue.

— Pouvons-nous signaler un rapport quelconque entre les lésions trouvées à l'autopsie et les symptômes observés pendant la vie ?

Dans le premier cas de Fürstner (obs. VII), il y a eu cécité corticale unilatérale à droite d'abord, puis cécité corticale complète ensuite. Nous avons trouvé sur le cadavre deux foyers de ramollissement symétrique siégeant dans les lobes occipitaux dont l'écorce est toute détruite. Celui de gauche, opposé à l'œil primitivement atteint, est un peu plus étendu dans le lobe occipital que l'autre, il va jusqu'à la pointe. On trouve bien, il est vrai, en même temps deux petits foyers dans la partie antéro-supérieure des deux couches optiques, mais cette lésion, comme nous l'avons déjà fait remarquer, n'a pas été retrouvée chez les autres sujets malgré l'analogie des symptômes cliniques.

Dans sa seconde observation (VIII), la cécité corticale a siégé à gauche. Nous trouvons encore des lésions des lobes occipitaux beaucoup plus accentuées à droite, côté opposé à l'œil intéressé. Sur tout le lobe postérieur droit, presque toute l'écorce se détache en même temps que la pie-mère. L'adhérence est des plus intime dans le domaine des premières et deuxième circonvolution occipitale et du coin. Les adhérences sont plus faibles sur le lobe gauche.

Mêmes coïncidences viennent nous frapper dans les observations IX et X. A un trouble unilatéral de la vue répondait une lésion du lobe occipital opposé. Il n'était pas seul atteint cependant, et comme nous l'avons vu, les lésions étaient même assez étendues; mais remarquons que parmi les autres troubles, aucun ne se retrouve d'une manière régulière dans la plupart des observations. Goltz s'est précisément servi des cas de Fürstner comme d'argument pour combattre toute localisation parce que dans ces cas comme dans ses expériences, les régions les plus différentes de l'écorce étaient lésées. Il dit alors que les sensations visuelles et les conceptions de cet ordre comme celles des autres sens sont uniformément répandues dans toute la masse de l'écorce. « Mais, dit Stinger, on pourrait également objecter à Goltz que c'est précisément parce que plusieurs sens ou tous les sens se trouvent atteints, que toutes les régions du cerveau présentent des altérations. » Les observations abondent pour prouver que les lésions, même les plus étendues, portant sur l'écorce du cerveau des circonvolutions frontales ou rolandiques, n'ont jamais produit de troubles de la vue.

Le cas XIII, de Stinger, malgré plusieurs symptômes concomitants observés et un assez grand nombre de lésions diverses répandues en maints endroits du cerveau, ne nous semble pas pour cela être moins net que les précédents. En mettant en parallèle, d'après les données généralement adoptées aujourd'hui, les phénomènes décrits chez le vivant et les troubles que nous constatons à l'autopsie, nous trouvons ce qui suit :

La méningo-encéphalite diffuse, les méninges molles troubles et infiltrées de sérosité, avec adhérences très-marquées à la surface du cerveau, nous indiquent la paralysie générale. Le caillot sanguin siègeant au pied de la 3e circonvolution frontale droite (dans le cas où le malade serait gaucher) ou bien l'obstruction de la sylvienne gauche par le coagulum que l'on y trouve signalé, nous explique l'aphasie. Les autres lésions des lobes frontaux, atrophie des circonvolutions, épanchement du sang au niveau de la pointe inférieure de la première circonvolution frontale droite, n'ont comme nous l'avons déjà dit, aucune action sur le sens de la vue. Reste donc le troisième caillot au niveau du lobule pariétal inférieur droit, et les adhérences intimes des méninges absolument opaques au niveau des deux lobes occipitaux. Or nous n'avons constaté la première lésion dans aucune de nos nécropsies consécutives à des troubles de la vision mentale des objets. Il nous semble donc rationnel, rapprochant cette observation des précédentes, d'imputer aux lésions de l'écorce des lobes occipitaux, les troubles particuliers de la vue que nous venons d'observer.

Les résultats de l'autopsie rapportée par Gogol viennent encore corroborer cette manière de voir.

Comme nous pouvons le constater, et ainsi qu'il était facile de le prévoir, les altérations par rapport à l'écorce cérébrale se produisent de dehors en dedans ou de dedans en dehors. Les premières sont de beaucoup les plus fréquentes. Elles surviennent à la suite de méningite partielle siègeant à la partie postérieure du cerveau. L'inflammation se propage des membranes enveloppantes à la substance cérébrale elle-même et forme un foyer d'encéphalite. Les vaisseaux turgescents laissent transsuder un exsudat qui, s'infiltrant à travers les éléments nerveux, les ramollit et les détruit ; le foyer a alors l'aspect d'une bouillie rougeâtre, on y trouve des globules rouges et blancs, des débris de fibres et de cellules nerveuses et des amas de granulations graisseuses, puis il ne tarde pas à suppurer. La marche peut être toujours croissante et envahissante à mesure que se propage l'inflammation.

Les altérations qui proviennent d'embolie ou de thrombose sont, comme nous l'avons dit, beaucoup plus rare. L'artère nourricière d'un territoire, étant obstruée, tous les éléments auquel elle fournit sont frappés de mort. La nécrobiose passe par ses trois stades : ramollissement rouge, ramollissement jaune, et ramollissement blanc (Jaccoud), puis le foyer se résorbe, laissant après lui une cicatrice, ou bien il s'enkyste. Dans ces cas il n'y à pas tendance à la propagation comme précédemment, la lésion est uniquement limitée au territoire atteint.

Dans cette localisation des centres de la vision mentale des objets dans l'écorce des lobes occipitaux, nous ne faisons que nous ranger à l'opinion de la plupart des auteurs qui jusqu'à présent ont écrit sur ce sujet.

« En attendant, dit Stinger (Loc. cit.), que nous sachions davantage sur le symptôme et l'anatomie-pathologique qui lui correspond, nous nous servirons à titre de comparaison des études entreprises dans ces dernières années par les auteurs qui suivent.

« La cécité psychique que Munk a de préférence localisée à la petite zône A[1] émane de l'extirpation de la substance nerveuse à cet endroit. Ne serait-il pas possible chez l'homme que parallèlement, le symptôme de la cécité psychique ait pour substratum une lésion qui détruirait cette zone circonscrite en laissant le pourtour intact? En est-il réellement ainsi, nous ne le savons pas. Nous serions au contraire irrésistiblement enclin à croire qu'une ou plusieurs des circonvolutions qui seraient le centre des conceptions sont atteintes dans toute leur étendue. Mais le nom de cécité psychique nous paraît donner toute satisfaction à la terminalogie, en ce sens qu'il s'agit exclusivement dans l'espèce d'une fonction psychique.

« Au lieu de nous servir de l'expression de cécité corticale ferions-nous mieux d'employer celle d'amaurose cérébrale employée déjà ailleurs. On pourrait sous le nom de cécité corticale désigner les deux troubles qui nous occupent ici, car ils sont produits tous deux par une lésion de l'écorce.

« Mauthner, prétend que la destruction de l'endroit de l'écorce en question produit la cécité psychique, et que celle-ci correspond à la place de la vision la plus vive de la rétine.

« Wilbrand essaye de fournir une explication théorique basée sur l'existence de l'hémianopsie, mais chez nos malades il n'en existait pas.

« Wernicke pense que, comme pour l'aphasie, le trouble de la vue qui nous occupe ici présente des formes cliniques diverses. En comparant en effet les troubles de la vue et de la parole chez nos malades, il y a lieu de se rallier à son opinion.

« On sait qu'il existe pour la parole deux centres corticaux. L'un qui est la zône de Broca, et dont la destruction produit l'aphasie motrice (c'est-à-dire impossibilité de coordonner les syllabes et les mots pour former une phrase, bien qu'on les ait présent à la pensée), l'autre est constituée par la première temporale gauche. Sa destruction produit l'aphasie sensorielle (surdité verbale). La destruction des deux centres produit l'aphasie totale L'interruption entre les deux centres produit l'aphasie de conductibilité.

« Nous pouvons établir une division analogue pour le sens de la vue, car c'est un organe aussi complexe que la parole. Nous aurions : 1° un centre pour les conceptions, pour les images du souvenir issues des impressions de la vue ; sa destruction produirait la cécité psychique, ce que l'individu voit n'étant plus compris, de même que dans l'aphasie sensorielle ce que l'individu entend, il ne le comprend pas. — 2° un centre pour les perceptions qui, une fois disparu entraîne la cécité complète (cécité corticale ou amaurose cérébrale).

« Suivant qu'il existe ou non des images du souvenir des conceptions, on peut établir un parallèle avec l'aphasie motrice (dans laquelle la parole peut encore être comprise, mais ne peut plus être parlée), ou avec l'aphasie totale (dans laquelle la parole n'est ni comprise, ni parlée, les deux centres ayant fait défaut.

« Nous aurions une troisième forme correspondant à l'aphasie de conductibilité, dans laquelle les malades confondent les mots. Si la conductibilité était interrompue entre les deux centres visuels, cette troisième forme serait les illusions de la vue.

« Tous ces centres devraient être cherchés dans le lobe occipital ; ils seraient unis entre eux et avec le reste de l'écorce par un systéme de fibres et d'éléments qui assureraient une union entre tous les autres centres sensoriels. C'est pourquo ceux-ci viendraient souvent suppléer le sens de la vue. »

Nous lisons encore dans l'ouvrage sur l'hémianopsie de Wilbrand précédemment cité ce passage net et précis :

« Nous pouvons nier en toute certitude que les images de telle ou telle forme caractéristique chez l'homme s'effectue sous l'écorce, car les cas d'hémianopsie latérale dans lesquels un foyer avait détruit les irradiations optiques du lobe occipital ont montré que dans les défectuosités du champ visuel qui dépendaient de cette destruction, aucune espèce d'images des objets n'était plus sentie. Quand nous considérons maintenant que les images optiques ne sont pas perçues dans le pulvinar, et qu'entre ce ganglion et l'écorce du lobe occipital aucune autre masse grise n'est intercalée dans le système des fibres optiques, il nous faut conclure que ce sont les cellules corticales des lobes occipitaux, cellules dans lesquelles les irradiations optiques s'enfoncent, qui ressentent en tant qu'image les perceptions de la rétine propagées jusqu'à elles. Or tout centre de l'écorce du cerveau, c'est-à-dire ici le centre visuel cortical, est par le moyen des fibres d'association (de Meynert) en connexion avec d'autres centres et d'autres sphères corticales du même hémisphère, et constitue par conséquent un anneau dans la chaîne des systèmes d'association, qui comprend en elle l'ensemble des centres sensoriels d'un hémisphère.

« C'est à cette organisation anatomique préalablement formée, que nous sommes redevables de ceci que chez l'individu adulte, chaque image de la rétine, aussitôt qu'elle se propage vers le centre visuel cortical et qu'elle y est perçue, entre en relation inconsciente et involontaire avec les autres stations de perceptions sensorielles, et par conséquent vient apporter sa part à l'élaboration de l'intelligence.

« Cette activité psychique élevée, que nous nommons intelligence, est désignée par nous comme étant la résultante du travail commun des différentes sphères de perception et de conception, produit obtenu par ce grand système d'association. L'action de cette activité se manifeste dans ses rapports avec la sphère visuelle par la compréhension psychique, la fixation, et la reconnaissance de l'image de la rétine chaque fois perçue dans le centre visuel cortical, et par la comparaison de cette dernière image avec la somme des impressions optiques antérieures de même ordre ou d'un ordre semblable élaborée par la fonction des éléments anatomiques. »

Enfin si nous ouvrons Nothnagel (1) pour chercher son appréciation sur cette question, nous voyons ceci :

« A l'exception d'un cas, celui d'Huguenin, qui s'écarte des autres, mais qui est peut-être attaquable quant au rapport du trouble visuel avec la lésion corticale, toutes les observations précédentes ont au point de vue anatomique ceci de commun, que le lobe occipital était affecté, et même seul atteint quelquefois. On pourrait d'après cela être tenté de conclure que les troubles de la vue, (tant ceux qui surviennent comme hémianopsie que ceux qui revêtent la forme toute spéciale unilatérale), sont à rattacher aux lésions de ce lobe. Cette conclusion serait de plus appuyée par une nouvelle communication d'Huguenin.

Cet auteur examina le cerveau d'un aveugle de l'œil gauche depuis près de 50 ans. Outre les altérations du nerf optique, on rencontrait à gauche une atrophie du pulvinar, des tubercules quadrijumeaux supérieurs et inférieurs, du corps genouillé externe ; il existait en outre une imperfection de l'écorce du lobe occipital des deux côtés, plus forte à droite qu'à gauche. L'écorce de la surface était dans l'espèce plus étroite, les circonvolutions plus minces, les sillons plus larges.

(1) Nothnagel, Berlin 1879. Traité clinique et diagnostic des maladies de l'encéphale basé sur l'étude des localisations. — Traduction française sous presse de M. le Docteur P. Kéraval, chez Delahaye et Lecrosnier, Paris, 1884.

« Chez une autre femme, qui depuis nombre d'années voyait très peu des deux yeux, (à la suite d'une variole), on rencontrait des deux côtés les altérations unilatérales du cas qui précède ; ici aussi les deux côtés témoignent d'une atrophie accentuée de l'écorce des circonvolutions occipitales à l'endroit où la scissure perpendiculaire interne, montant de la face médiane des hémisphères elle-même atrophiée jusqu'au sillon de l'hippocampe, vient à la convexité couper la substance cérébrale, (scissure perpendiculaire externe).

« Mais maintenant Fürstner et Reinhard ont également constaté un trouble de la vue sans lésion du lobe occipital. Deux fois Fürstner trouva l'écorce du lobe frontal atrophiée alors qu'il existait le même genre de trouble visuel unilatéral que dans les autres cas; une fois il y avait des adhérences de la pie-mère au lobule pariétal inférieur ainsi qu'aux 1re et 2e circonvolutions temporales d'un côté. (1)

« Comment arriver à concilier ces faits divers ?

« Y a-t-il une interprétation à ces différences ? Il existe cliniquement deux groupes de troubles de la vue : l'hémianopsie et l'amblyopie ou amaurose unilatérale, disons-nous tout court; et ces différentes formes se rencontrent dans la lésion du lobe occipitale comme dans l'affection d'autres régions de la surface, le premier demeurant indemne.

« Il va de soi qu'il doit ici aussi y avoir une règle; mais les faits cliniques que nous possédons jusqu'alors sont si infiniment pauvres en nombre, qu'il nous paraît anticipé de fournir une interprétation des variétés. Les difficultés sont encore multipliées par des particularités que présente l'allure des troubles de la vue dans les foyers de la partie postérieure de la capsule interne. Nous nous abstenons donc à dessein de

(1) Nous avons vu aussi le cas de Sazic, dans lequel il y avait lésion des lobes occipitaux sans troubles de la vue signalés, et le cas de Chauffard dans lequel il y avait cécité psychique sans qu'il soit rapporté de lésions sur l'écorce des lobes occipitaux

toute hypothèse explicative, qu'on nous permette simplement de mentionner les points suivants comme dignes d'attention pour l'interprétation future.

« *Les affections en foyer unilatéral de la surface du cerveau*, quand d'une manière générale elles ont occasionné des troubles visuels, ont jusqu'ici *toujours* été suivi d'*hémianopsie* et non du trouble visuel unilatéral. Quand ce dernier dépendait de lésions corticales, il s'agissait constamment de lésions superficielles diffuses et concernant d'ordinaire les deux hemisphères.

« Dans l'*hémianopsie déclarée* on rencontra (à l'exception du cas d'Huguenin, ambigu, ainsi que je l'ai fait remarquer) une *lésion du lobe occipital seul ou concurremment avec celle d'autres parties*. Les recherches d'Huguenin sur les aveugles ne décèlent elles-mêmes qu'une atrophie des circonvolutions occipitales.

« On devra donc, ainsi qu'on l'a déjà fait dans les dernières années, diriger en première ligne son attention sur cette région. C'est à une observation ultérieure qu'il est réservé de découvrir comment il se fait que, comme paraissent l'indiquer quelques-uns des cas que nous venons de communiquer, des troubles de la vue ont fait défaut dans l'affection des circonvolutions occipitales. L'hémianopsie, parfois, n'aurait-elle pas plutôt passée inaperçue dans maints de ces faits divergents ? Nous insistons sur la remarque faite à cet égard par Fürstner, quand il dit avec quelle facilité ceci peut arriver. »

DIAGNOSTIC TOPOGRAPHIQUE

Quelles sont les déductions que nous pouvons tirer au point de vue du diagnostic dans l'état actuel de la question ?

Lorsque chez un malade, dont l'organe de la vue examiné à l'ophthalmoscope ne présente rien d'anormal, nous constatons de la cécité psychique, nous serons en droit de penser que l'écorce de ses lobes occipitaux pourrait bien être en partie lésée. Ce point répond-il à la zone A^1, des chiens de Munk, nous ne pouvons encore le préciser.

Si le trouble ne porte que sur un œil, c'est le lobe opposé qui est atteint.

Dans les cas de cécité corticale, la lésion est plus étendue et comprend au moins toute l'écorce de cette région.

Il est très important de toujours bien examiner le malade afin de ne pas confondre entre eux ces différents symptômes, ce qui est d'une importance capitale au point de vue du diagnostic.

En effet, lorsque l'on trouve de l'amblyopie ordinaire unilatérale, nous avons vu d'après Mauthner qu'il est impossible de se proncer sur le siège de l'altération, mais lorsqu'elle est double, il faut interroger le malade pour constater s'il peut concevoir encore les objets dont on lui parle, en un mot s'il possède encore les images du souvenir de ces objets ; dans ce cas, le trouble provient des organes périphériques, Quand la perception et la conception disparaissent à la fois, alors on peut dire que les lésions sont corticales, et d'après Nothnagel, elles sont toujours superficielles et diffuses, généralement répandues sur les deux lobes occipitaux.

Enfin, nous avons vu que pour lui, l'hémianopsie proviendrait d'affections en foyer unilatéral de la surface d'un de ces lobes seul ou concurremment avec d'autres parties.

CONCLUSIONS

1° La vision mentale des objets n'est pas une hypothèse. Son existence réelle nous est clairement démontrée par les modifications pathologiques qu'elle peut subir.

2° Celles-ci se présentent sous deux formes : cécité psychique (perte de la conception des objets), cécité corticale (perte de la conception et de la perception des objets.)

3° Ces symptômes sont généralement passagers, disparaissant rapidement dans les cas d'action à distance, revenant plus lentement et peu à peu, lorsque les cellules corticales ayant été réellement détruites, on fait une rééducation de la mémoire perdue.

4° Ces phénomènes apparaissent rarement à l'état de pureté. Ils sont généralement accompagnés d'autres troubles particuliers de la vue ou de la perte d'autres mémoires partielles.

5° Ces troubles étant observés le plus souvent chez des paralytiques généraux, aboutissent généralement à une démence complète.

6° D'après les résultats de la majorité des autopsies faites jusqu'à présent, ce serait dans l'écorce des lobes occipitaux que résideraient les centres en rapport avec la vue.

7° Leur altération serait causée la plupart du temps par un ramollissement inflammatoire dû à une méningo-encéphalite; plus rarement par un ramollissement provenant d'une embolie dans les branches postérieures des cérébrales postérieures.

8° Lorsque la lésion n'intéresse qu'un hémisphère, c'est l'œil du côté opposé qui est affecté.

9° D'après Munk, la cécité psychique ne serait dûe qu'à la destruction d'une certaine partie de l'écorce des lobes occipitaux (zone A^6) ; lorsque toute l'écorce serait prise, il y aurait cécité corticale ou amaurose cérébrale. Les résultats nécroscopiques obtenus jusqu'à ce jour ne nous permettent pas encore de nous prononcer avec précision sur ce point chez l'homme.

TROISIÈME PARTIE

DE LA VISION MENTALE DES SIGNES

(Cécité verbale).

En étudiant les différentes altérations pathologiques de la vision mentale, nous ne pouvons faire autrement que de dire quelques mots d'une de ses modalités parfaitement nette et tranchée décrite sous le nom de *cécité verbale*. Jusqu'ici nous avons vu que le malade perdait la mémoire représentative des objets qui frappaient ses regards, il ne sait plus où il est, il ne reconnaît pas ce qui l'entoure, mais la plupart du temps il continue à lire, à parler, à écrire comme par le passé.

Chez d'autres sujets, la vision mentale des objets reste parfaitement normale, seule la mémoire des signes est absente, il ne peut plus lire les lettres, les mots n'éveillent plus aucune idée chez lui.

Dans bien des cas, la disparition de ces deux mémoires partielles peut coexister, au même titre que la disparition de la mémoire auditive, graphique, etc. Aussi les a-t-on souvent confondues et souvent mélangées sous la même appellation. Nous ne nous proposons pas ici de faire l'étude complète de la cécité verbale. Ce travail a déjà été fait avant nous. Kussmaul (1) en 1877, Mlle Nadine Skwortzoff (2) en 1881, enfin M. le professeur Charcot (3) cette année ont établi d'une façon remarquablement claire et précise l'évolution clinique de ce symptôme en signalant en même temps le point probable où siègent les lésions qui le produisent. Ici les troubles de la vision portent exclusivement sur la compréhension des signes de la pensée représentée par l'écriture. Ils sont, par conséquent, toujours décrits comme partie intégrante du syndrome aphasie.

Le but que nous nous proposons dans ce chapitre est de bien établir la distinction clinique qu'il faut faire entre la vision mentale des objets et la vision mentale des signes, distinction fondée et sur les caractères du symptôme, et sur la localisation des lésions dans les deux cas. Ce ne sont que deux modalités différentes de la grande fonction physiologique vision mentale, mais dans le second cas intervient un élément nouveau l'aphasie.

Pour bien comprendre le rôle exact que remplit la vision mentale comme élément du langage, jetons un rapide coup d'œil sur l'exposé remarquable de méthode et de clarté que nous donne M. Charcot, résumant les idées de Gall, Gratiolet, Küssmaul, Wernicke, Broadbent et Bastian sur le fonctionnement du langage (4).

---

(1) Kussmaul, Die storungen der sprache, Leipzig, 1877.

(2) Mlle Nadine Skwortzoff, De la cécité et de la surdité des mots dans l'aphasie. Thèse de Paris, 1881.

(3) M. Charcot, Leçons cliniques à la Salpétrière. Des variétés de l'aphasie. Progrès médical de juin 1883, nos 23, 24, 25.

(4) Nous en avons pris connaissance dans l'article de M. Marie, *Revue de Médecine*, août 1883.

Chez un individu censé en possession d'idées à exprimer, le langage est constitué par une série de sons ou de signes conventionnels, qui par conséquent ont besoin d'être appris. La mémoire joue un grand rôle dans cette fonction; c'est un magasin à signes où l'individu va puiser pour se faire comprendre.

Les éléments du langage nous arrivent par deux voies différentes :

L'ouïe-signes du langage phonétique, mémoire auditive;

La vue-signes graphiques, mémoire visuelle.

Lorsque possédant ces signes, nous comprenons le langage des autres, il faut nous faire comprendre à notre tour en fondant des centres de coordination moteurs propres à la série des mouvements que demande la reproduction de tel ou tel signe, centres en communication avec les centres de mémoires partielles, toujours par le mécanisme des fibres d'association de Meynert. Ce sont eux qui nous fournissent les moyens de transmettre notre pensée à ceux qui nous entourent : « Parole et écriture ». Ce n'est pas tout, les mouvements de la parole et de l'écriture entraînent des sensations nouvelles enmagasinées à leur tour dans la substance cérébrale. D'où deux nouvelles mémoires partielles (Charcot), mémoire de perception des mouvements de la parole, et mémoire de perception des mouvements de l'écriture.

Chacune de ces mémoires, grâce aux liens étroits qui les unit, peut suppléer celle qui vient à manquer.

En pratique, l'individu ne décompose plus, peu à peu un des centres devient prédominant, et il se sert de celui-là de préférence aux autres. Il y a donc des auditifs, des visuels et des moteurs. Cette dernière sorte de mémoire, dont la formation n'est cependant que secondaire, arrive néanmoins à suppléer les centres auditifs et visuels qui l'ont créé.

L'altération quelconque de l'une de ces parties constitutives du langage produit l'aphasie. On ne saurait méconnaître que la suppression, possible et relatée aujourd'hui dans de nombreux exemples, de tout un groupe de souvenirs d'une certaine catégorie d'images commémoratives, sans participation des groupes des autres catégories, est un fait capital en pathologie comme en physiologie.

Nous fondant sur la division précédente des éléments du langage, nous aurons parallèlement pour l'aphasie :

— Aphasie de réception ou sensorielle { ouïe — surdité verbale.
vue — *cécite verbale*.

— Aphasie de transmission ou motrice { parole — aphasie motrice (type Bouillaud-Broca.)
écriture — agraphie.

— Aphasie de réception secondaire { par perte de la mémoire de perception des mouvements de la parole
par perte de la mémoire de perception des mouvements de l'écriture.

Si à côté de l'exposé de ces symptômes, nous donnons les résultats qu'ont fourni les autopsies au sujet des localisations de leurs centres réciproques, nous voyons que les lésions siègent pour :

La surdité verbale, sur la 1re temporale gauche;

La *cécité verbale*, sur le *lobule pariétal inférieur gauche* ;

L'aphasie motrice Bouillaud-Broca, sur le pied de la 3e frontale gauche (circonvolution de Broca).

L'agraphie, d'après quelques cas d'examen sur la frontale moyenne gauche.

Le rapprochement de ces centres les uns des autres autour de la moitié postérieure des deux lèvres de la scissure de Sylvius, leur irrigation par des canaux distincts mais naissant près les uns des autres de la même branche artérielle (Sylvienne), permet de comprendre les aphasies complexes sans netteté, qui ne sont en un mot que le groupement des troubles partiels.

Après cette rapide analyse, nous voyons de suite quelle place occupe la vision mentale en tant que vision mentale des signes comme élément du langage, sous quel genre de trouble elle se manifeste, dans l'aphasie, et quelle est la lésion qui lui correspond.

Toutes ces données sont appuyées sur l'examen clinique et anatomo-pathologique des quelques cas relatés jusqu'à ce jour. Nous ne rapporterons pas ici les 16 observations de cécité verbale, qui ont cours dans la science. Nous nous contenterons d'en citer quelques-unes seulement parmi les plus nettes et les plus intéressantes, afin de pouvoir bien établir les différences et les points d'analogie qui existent entre la cécité psychique et la cécité verbale. Nous donnons de préférence les cas les plus récemment observés, comme devant être par là même les plus complets et les plus probants.

§ I.

OBSERVATIONS

Cécité verbale.

OBSERVATION I (Stinger) (1).

Lehmann, trente-cinq ans, négociant....................................

....A la suite de nombreuses attaques apoplectiformes, paralysie du côté droit, trouble de la parole consistant dans les premiers temps en une aphasie complète. Peu à peu le mieux revenait, mais il finit par conserver un reste d'aphasie qui graduellement demeura à l'état de symptôme permanent et devint de plus en plus marqué à mesure de la multiplication des accès. Il embrouillait en parlant et en écrivant, les mots et les lettres,.......... *il ne reconnaissait plus bien des mots*. A la suite de nouvelles attaques, aphasie totale, l'ouïe étant indemne, perte de toutes les conceptions visuelles (images du souvenir d'ordre optique), les facultés de perception n'ayant subi aucun dommage..... — Pas d'autopsie.

(1) Voir l'observation *in extenso*, deuxième partie, Obs. IV, p. 60.

OBSERVATION II (M. Magnan) (1)

Cécité psychique et cécité verbale, foyer de ramollissement occupant le lobe occipital et sphénoïdal et se terminant à la racine des lobules pariétaux supérieur et inférieur.

En janvier 1880, M. Magnan a fait une communication à la *Société de Biologie* sur deux cas de cécité des mots, et a présenté à cette Société le second de ses malades.

M. C... âgé de soixante-quatre ans, hémiplégique droit et aphasique pouvait écrire soit spontanément, soit sous la dictée. Les premiers jours de son entrée à l'asile, il reconnaissait, non sans peine, certains mots, entre autres : « je ne puis » ; quelques jours après il ne distingue plus aucune lettre. Il sait compter jusqu'à cent, mais il écrit mal les chiffres et est incapable d'en reconnaître un seul. Il voit *tous les objets* qu'on lui présente, il voit *les lettres*, mais il ne *comprend pas leur signification.*

Voici ce qu'on trouve à l'autopsie de ce malade, mort dix-huit mois après. Dans l'hémisphère gauche, un foyer de ramollissement occupant le lobe occipital et sphénoïdal et se terminant à la racine des lobules pariétaux supérieur et inférieur. Un petit foyer de ramollissement au pied de la deuxième circonvolution frontale ; tout le pédicule de la troisième frontale est criblé de très-petits foyers de ramollissement. Dans l'hémisphère droit, un petit foyer de ramollissement sur la face inférieure du lobe frontal. Un autre point ramolli au pied de la deuxième circonvolution frontale Une plaque (jaune) de ramollissement à la partie postérieure du lobule pariétal supérieur.

Cette observation présente un certain intérêt, car nous y rencontrons en même temps et de la cécité verbale et de la cécité psychique. Tout d'abord le malade ne reconnaissait que

(1) M. Magnan, communication à la Société de Biologie, rapportée dans la thèse de Mlle N. Shwortzoff. Loc. cit.

très peu de mots, bientôt après toute image commémorative du souvenir disparut non-seulement pour les signes graphiques mais encore pour tous les objets qu'on lui présentait. — A l'autopsie, nous voyons que le lobule pariétal est atteint, mais aussi le lobe occipital et sphénoïdal.

OBSERVATION III, (M. Dejérine) (1).

Aphasie et cécité des mots

M. Dejérine présente le cerveau d'une femme morte dans le service de M. le professeur Hardy, à la Charité. Cette malade, âgée de trente-sept ans, entra dans le service de clinique il y six semaines, pour une hémiplégie droite légère, avec aphasie. L'aphasie était incomplète, la malade pouvait prononcer un certain nombre de mots, sans difficulté, mais l'expression des idées par la parole était fortement atteinte, car il y avait toute une série de mots qu'il lui était impossible de prononcer. De plus, elle présentait nettement, surtout pendant les premiers jours, les symptômes de la *cécité verbale*. Elle lisait, très facilement du reste, mais lisant sans comprendre; les mots écrits, lus par elle à haute voix, n'éveillaient en elle aucune idée, elle lisait pour ainsi dire d'une façon réflexe, sans comprendre aucunement ce qu'elle lisait, comme si elle eût fait une lecture en langue étrangère. Lorsqu'on lui dictait une phrase, elle l'écrivait correctement, puis la lisait, mais sans comprendre davantage que lorsqu'on lui faisait lire une phrase tirée d'un livre quelconque. De même pour la numération, elle lisait très bien un nombre de trois ou quatre chiffres et ne se trompait pas lorsqu'on intervertissait les chiffres et que l'on changeait ainsi la valeur du nombre, mais, de même que pour la lecture d'une phrase, il était évident qu'elle ne se rendait pas compte de la valeur des chiffres. Ces différents phénomènes diminuèrent peu à peu, puis disparurent, et, quinze jours après son entrée, la malade était complètement

(1) M. Dejérine, communication à la séance de la Société de biologie du 17 juillet 1883, dans le *Progrès Médical* du 31 juillet 1883, numéro 31, p. 629.

aphasique, avec une hémiplégie droite très prononcée et flasque. Chose assez intéressante les phénomènes d'aphasie et d'hémiplégie étaient variables, c'est-à-dire très prononcés un jour et notablement diminués le lendemain. La malade succomba après quarante-huit heures de coma, six semaines après son entrée à l'hôpital.

A l'autopsie, on trouve une tumeur du volume d'une mandarine, située dans le lobule pariétal inférieur ; la circonvolution de Broca, les frontales et la pariétale ascendante, l'insula, l'avant mur, les capsules externe et interne ne présentaient aucune espèce d'altération.

Cette observation est intéressante à deux points de vue : au point de vue clinique et au point de vue anatomique. Au point de vue clinique, il y avait chez cette femme un exemple très net d'une variété de cécité verbale. Semblable à Zordat (de Montpellier), cette femme lisait, mais ne comprenait pas ce qu'elle lisait.

Au point de vue anatomique, cette observation ne prouve rien contre la localisation de l'aphasie. La lésion de la circonvolution de Broca est, comme on le sait, une règle à peu près absolue dans l'aphasie et les exceptions concernent surtout des cas des tumeurs. Dans la pièce actuelle, bien que la troisième frontale soit respectée, en apparence du moins, il est possible qu'elle ait été comprimée à distance, hypothèse fort vraisemblable, si l'on songe au volume de la tumeur, qui, de forme sphérique, avait 10 centimètres dans tous ses diamètres. Cette tumeur était un gliôme, composé uniquement de cellules de la névroglie (cellules araignées de Boll et Golgi), semblables aux cellules du tissu conjonctif, telles qu'elles ont été comprises, en 1877 par M. le professeur Renaut (de Lyon).

OBSERVATION IV. (Mlle N. Skwortzoff.) Loc. cit.

Cecité verbale rééducation par le toucher (lettres en relief.)

Mme Ch..., âgée de 33 ans, fleuriste, devient subitement aphasique et hémiplégique droite. Six mois après, elle cause assez bien en s'arrêtant par moments pour chercher un mot. De la main gauche et d'une écriture « en miroir » qu'on peut lire par transparence (écriture décrite par Erlenmeyer) elle écrit son nom, quelques lettres, comme A, O, E, J, L, M, et les chiffres 5, 3, 7, 8, 2, 0, 10, etc. Elle peut copier des mots entiers, mais lentement, difficilement, comme un dessin. Quant à la lecture, la malade ne reconnaît aucune lettre sans toutefois avoir oublié le nom des lettres en général, car elle peut nommer quelquefois au hasard plusieurs lettres. Elle reconnaît son nom manuscrit, mais non lorsqu'il est imprimé, sans pouvoir distinguer aucune lettre dans ce mot. Quelque temps après son entrée à l'asile, nous lui présentons à toucher de gros caractères mobiles en relief; elle ne peut reconnaître une seule lettre, ni son nom fait avec ces caractères. Ce n'est qu'au bout d'un mois, en s'exerçant tous les jours, les yeux fermés et ouverts, qu'elle apprend à bien toucher ces caractères. Puis elle parvient à reconnaître au toucher la lettre O. Si le nom de la lettre se faisait attendre, elle la nommait parfois « zéro ».

Après plusieurs mois d'exercice, elle ne se trompait plus pour la lettre O. La seconde lettre qu'elle apprit à connaître fut la lettre C ; lorsqu'elle ne pouvait se rappeler le nom, elle disait en la touchant : « C'est mon nom, c'est moi, c'est Ch. » La troisième lettre fut I. C'est un 1 (chiffre un) ou « un point sur... » disait-elle en cas d'oubli momentané du nom de la lettre. Ensuite elle put reconnaître les lettres L, F, N, H, etc., mais elle se trompait assez souvent. En général elle apprenait assez difficilement les nouvelles lettres, mais elle réunissait facilement en syllabes et mots les lettres qu'elle connaissait déjà. En cherchant quelquefois le nom d'une lettre déjà connuo, elle nommait au hasard plusieurs lettres et même quelques lettres quelle ne distinguait pas encore au toucher et dont on ne lui avait pas dit encore le nom. Ce n'est donc pas le nom qui lui manquait, mais la possibilité d'approprier le signe tonal à la figure qu'il devait exprimer Parfois la malade reconnaissait les lettres en les traçant avec son doigt. Nous pouvons rapprocher de ce cas le cas de M. Westphaal dont le malade ne pouvait lire qu'en traçant ainsies lettres avec son doigt.

OBSERVATION V. (M. E. d'Heilly et M. A. Chantemesse) (1).

Cécité et surdité verbales.

La nommée Cl..., âgée de vingt-quatre ans, entre le 12 octobre 1881, salle Rostan, n° 23, dans le service de M. d'Heilly, à l'hôpital Saint-Antoine.

A la visite du matin, nous trouvons la malade couchée sur le côté gauche; elle est pâle. très amaigrie, elle tousse beaucoup, le pouls est petit et fréquent, la température marque 38° 5. A toutes les questions qu'on lui pose, elle lève la tête, regarde attentivement son interlocuteur et répète cinq ou six fois de suite avec des intonations différentes : par ce que, parce que, parce que. Ce sont les seules paroles qu'on ait pu obtenir d'elle depuis hier soir. L'examen plus complet nous donne les renseignements suivants : signes de tuberculoses au deuxième degré, dans les deux sommets des poumons; les battements du cœur sont normaux, on ne découvre ni bruit de souffle, ni déviation de la pointe qui bat dans le quatrieme espace intercostal, un peu en dedans du mamelon. Le ventre est souple, pas de changement de volume appréciable à la palpation et à la percussion des principaux viscères.

Les ganglions de l'aine sont hypertrophiés de chaque côté; il s'écoule du vagin une assez grande quantité de liquide séro-purulent d'odeur infecte, et on constate, en arrière du méat urinaire, la présence d'une petite tumeur végétante fongueuse attenant à la paroi antérieure du vagin. Incontinence d'urine et des matières.

La motilité paraît intacte et tous les mouvements faciles; la sensibilité générale à la piqûre, au chatouillement est conservée. Notable quantité d'albumine dans les urines; pas de sucre.

(1) M. E. d'Heilly et M. A. Chantemesse, Note sur un cas de cécité et surdité verbales, *Progrès médical* du 13 janvier 1883, n° 2, p. 23.

La malade ne répond les mots parce que, parce que, que lorsqu'on l'interpelle, sinon elle reste toute la journée tranquille, poussant de temps en temps des gémissements. Elle prend sur sa table de nuit les aliments qu'elle désire, se sert très bien du couteau, de la fourchette. se verse à boire et a soin chaque fois de mettre une certaine quantité de tisane dans son vin.

15 octobre. — La personne qui a amené la malade à l'hôpital nous donne quelques renseignements : elle est fille de brasserie ; sa santé a été assez bonne jusqu'à ces derniers temps. Depuis quatre mois, elle a commencé à tousser, à maigrir, et à souffrir dans le bas-ventre ; elle pouvait néanmoins continuer son travail ; elle lisait et écrivait convenablement. Le 12 octobre au soir, elle perdit subitement la parole, sans avoir présenté aucun phénomène d'apoplexie ; elle ne répondit plus que : Parce que, parce que.. On l'amena aussitôt à l'hôpital.

Aujourd'hui, l'état général est meilleur. A toutes les questions qu'on lui pose et avec quelque insistance qu'on les répète, elle répond invariablement : « Oui, monsieur, oui, monsieur » ou bien « parce que, parce que »; cependant, ce matin, en arrivant à son lit et en lui demandant : Comment allez-vous? elle a répliqué : « Je vous remercie, monsieur, je vais mieux ». Il a été impossible de lui faire redire cette phrase. Elle ne comprend pas les paroles qu'on prononce devant elle ; elle regarde attentivement quand on parle, mais les mots ne semblent réveiller chez elle aucune image, aucun souvenir. Ce défaut de compréhension n'est pas sous la dépendance d'une lésion de l'appareil auditif ; l'ouïe est conservée, et si on approche de son oreille une montre sans qu'elle s'en aperçoive, elle se retourne immédiatement, regarde l'objet et sourit. Le souvenir de tous les mots n'est pas indistinctement perdu. Lorsqu'on lui dit : « Mettez la main sur ma tête », elle hésite un instant, paraît chercher à se souvenir et reste immobile ; si la phrase est accompagnée d'un geste montrant la tête de celui qui parle. immédiatement elle place la main sur l'endroit indiqué ; de même encore : « Donnez-moi la main », elle ne bouge pas ; mais si en lui parlant, on lui tend la main, aussitôt elle avance la sienne. On place devant elle plusieurs pièces d'argent et d'or et on prononce : Choisissez ; elle reste immobile ; on lui fait signe d'en prendre une, elle saisit aussitôt la pièce d'or avec une visible satisfaction.

Le calcul paraît bien conservé. Nous lui demandons : Savez-vous jouer aux cartes ? « Oui, monsieur. » A l'écarté ? « Oui, monsieur. » Voulez-vous jouer ? « Oui, monsieur. » Les cartes sont battues et lui sont présentées ; elle prend son jeu et le dispose comme on fait d'habitude. Dans le courant de la partie, elle ne se trompe jamais ni sur la valeur ni sur la couleur. Lorsque la carte qu'elle possède est supérieure à celle de l'adversaire elle joue sans hésitation et relève les deux cartes rapidement, son gain ne lui semblant pas faire l'objet de la plus petite difficulté. A la fin, en donnant elle-même les cartes sans la moindre erreur, elle fait tourner le roi aussitôt elle se met à rire et arrête le jeu.

16 octobre. — Une de ses amies, qu'elle n'avait pas vue depuis deux mois, vient auprès d'elle; elle l'accueille avec un sourire et lui tend la main, mais elle ne peut lui dire autre chose que : « parce que, parce que ». Elle ne paraît pas comprendre ce que lui dit son amie; comme aussi elle ne semble pas avoir conscience que les mots qu'elle prononce ne signifient rien. Bien qu'elle se serve correctement de son couteau, son verre, ses aliments, lorsqu'on lui demande le nom elle dit « du plan », le vin « du plan », une assiette « du plan. » Le mot plan revient indifféremment sans qu'elle s'impatiente de prononcer un mot inexact ou qu'elle paraisse même remarquer cette inexactitude. Voulez-vous de l'orange? « Oui, Monsieur. » Vous ne voulez pas d'orange? « Oui, Monsieur. » Vous voulez du vin? « Oui, Monsieur ». Les trois réponses : « Oui, Monsieur » sont faites sur le même ton; elle ne regarde que l'orange et tend la main pour la prendre.

La sensibilité générale cutanée à la piqûre, au chatouillement, au froid, est égale de l'un et de l'autre côté et paraît n'avoir subi aucun affaiblissement. Nous chatouillons la plante du pied, aussitôt la malade retire ses jambes, les replie sous elle, et nous dit en riant : « Grâce, Monsieur. » Il est impossible, malgré toutes les tentatives, de lui faire répéter cette phrase.

La lecture et l'écriture sont complètement abolies; elle ne reconnaît son nom pas plus quand on le lui montre écrit sur la pancarte que quand on le prononce devant elle; elle ne peut donc rien écrire sous la dictée. Nous essayons de lui faire copier son propre nom; elle prend le crayon, place le papier, trace avec peine la première lettre et ne va plus loin.

Nous n'avons pas tenté de la faire écrire de la main gauche pour constater si l'écriture était renversée et si la lettre qu'elle pouvait encore tracer était dirigée de droite à gauche comme dans les cas étudiés par Buchwald chez les aphasiques hémiplégiques droits sous le nom d'*écriture en miroir*.

Le goût et l'odorat, pas plus que l'acuité visuelle, n'ont été étudiés bien complètement.

La très grande difficulté de se faire comprendre par la malade autrement que par gestes, rendait cet examen fort difficile. Nous avons noté toutefois qu'elle prenait grand plaisir à manger des oranges.

20 octobre. — Elle tousse beaucoup, a de la fièvre chaque soir. Appétit très faible. Presque chaque matin en s'approchant de son lit et en lui demandant : Comment allez-vous? on obtient la réponse : « Je vous remercie

Monsieur, je vais un peu mieux ». Si c'est la surveillante qui vient auprès d'elle, elle lui dit Madame.

Elle reste toute la journée couchée, est très faible et souffre d'une diarrhée continuelle. Malgré les injections antiseptiques, il s'écoule toujours dn vagin un liquide séro-purulent très fétide.

La cachexie fait des progrès; l'intelligence de la malade est aussi nette qu'à son entrée à l'hôpital; pendant l'après-midi, elle regarde avec attention tout ce qui se passe dans la salle; elle s'intéresse aux actes et aux jeux des autres malades qui sont autour d'elle, et voyant un jour une de ses voisines faire une plaisanterie à une autre, elle se mit à rire aussitôt.

2 novembre. — L'état général s'aggrave; la toux et la fièvre sont plus intenses; l'appétit a presque complètement disparu.

3 novembre. — Mort dans le marasme.

AUTOPSIE. — Signes de tuberculose aux deuxième et troisième degré dans les deux *poumons*. *Cœur* sain; pas de lésion d'orifice.

Noyaux caséeux dans les deux *reins*.

Éruption confluente de tubercules miliaires sur la muqueuse vésicale et uréthrale. La petite tumeur ulcérée et fongueuse qui siégeait à l'entrée de la vulve sur la paroi antérieure du vagin est développée tout autour de l'urèthre. L'examen microscopique a démontré qu'elle était constituée par des productions tuberculeuses développées sur la muqueuse de l'urèthre.

Les lésions constatées dans les autres organes n'offrent qu'un faible intérêt dans le cas qui nous occupe. Le crâne ouvert, nous n'avons trouvé rien à signaler dans les méninges et les artères de la base de l'encéphale, rien dans le cervelet et le bulbe. L'hémisphère cérébral droit est parfaitement sain.

L'hémisphère gauche présente à sa surface un ramollissement jaune des circonvolutions situées en arrière de la zone motrice, dans le point que nous allons déterminer.

Nous trouvons en effet, un petit nodule thrombosique dans la quatrième branche de l'artère sylvienne gauche, celle qui longe la scissure de Sylvius; cette thrombose est située immédiatement au-delà du lieu d'origine de l'artériole qui part de la sylvienne pour aller se répandre sur la partie antérieure du prolongement sphénoïdal.

Le territoire sous-jacent aux ramifications de l'artère obstruée est atteint de necrobiose ; on y trouve à l'examen microscopique des corps granuleux. La région dégénérée occupe la moitié supérieure de la première circonvolution temporo-sphénoïdale dans sa moitié postérieure, la plus grande partie du lobule pariétal inférieur, le lobule du pli courbe et une petite portion du pli courbe (lobule supra-marginalis et lobule angularis de Ecker). Rien sur la surface externe de la troisième circonvolution frontale.

Pour juger de la profondeur de la lésion, nous avons pratiqué la coupe de Flechsig; nous nous sommes assurés alors que la dégénérescence était à peu près exactement limitée à l'écorce grise dans les points correspondants à la coloration jaunâtre visible sur la surface corticale. Le ramollissement n'intéressait le lobule de l'insula que dans sa région la plus reculée, immédiatement en arrière de l'avant-mur. Intégrité absolue des deux premières circonvolution de l'insula, de la circonvolution de Broca et des autres parties constituantes de l'hémisphère.

Réflexions. — Nous ferons remarquer en passant que, malgré cett destruction étendue du manteau, notre malade ne présentait aucune trace de paralysie; que d'ailleurs la zône corticale dite psycho-motrice était parfaitement respectée, ce qui est encore une preuve indirecte mais digne d'être notée à l'appui des affirmations de M. Charcot sur la localisation des centres moteurs.

En reprenant les traits principaux de cette observation, nous voyons une malade devenir subitement aphasique sans avoir présenté préalablement de phénomènes apoplectiformes. Chez elle, la motilité et la sensibilité générale sont intactes; le calcul, la mémoire des couleurs, des objets et des personnes sont presque entièrement conservés; l'intelligence est faiblement obscurcie; elle voit et elle entend; elle prononce quelques mots, mais elle est incapable de comprendre la plupart des paroles qu'on dit devant elle, de lire et d'écrire. La seule lésion constatée siège dans l'hémisphère gauche; c'est un ramollissement jaune de la région que nous avons soigneusement délimitée plus haut.

L'intelligence nous a paru un peu diminuée, mais il ne nous semble pas que cet affaiblissement, resté dans les limites que nous avons signalées, puisse faire ranger notre malade dans la catégorie des démentes plutôt que des aphasiques. Aussi bien, tous les auteurs s'accordent à reconnaître chez les aphasiques ordinaires, par lésion de la circonvolution de Broca, une altération plus ou moins profonde des facultés intellectuelles.

En résumé, nous ne croyons pas qu'il soit téméraire de donner pour titre à l'observation que nous avons sous les yeux les noms de cécité et surdité verbales ; ici encore, comme dans tous les cas publiés en faveur de cette question de l'aphasie sensorielle, et il n'est peut-être pas indifférent d'insister sur ce point, les lésions anatomiques ont toujours été rencontrées dans l'hémisphère cérébral gauche.

OBSERVATION VI. (Charcot) (1).

Aphasie et cécité verbale.

M. H. P..., âgé de trente-cinq ans, est propriétaire d'une maison de mercerie et de bonnetterie à T... Il est chef de l'établissement depuis quatre ans; avant cela, il était employé principal dans une maison du même genre. C'est un homme d'une culture moyenne, son éducation ayant surtout été dirigée de bonne heure vers le commerce. Il est entré à l'hôpita sur notre recommandation, espérant y être examiné de plus près et mieux traité, et il y est resté plusieurs mois sous notre observation. Il est intelligent et actif. Il parle et écrit assez correctement. Comme il dirige lui-même son magasin, il parle beaucoup et écrit chaque jour de nombreuses ettres (douze ou quinze par jour). Il occupait souvent ses loisirs à lire des romans, des feuilletons. Il lisait très vite, mais avait l'habitude de mouvoir les lèvres et de prononcer les mots à voix basse en lisant. Il s'est marié il y a dix ans; il n'a pas d'enfants.

Si nous interrogeons l'*hérédité*, nous ne trouvons aucun antécédent nerveux dans sa famille; son père est encore vivant et bien portant, sa mère est morte d'une maladie de cœur ou de poitrine.

Les antécédents personnels n'offrent non plus rien d'important. Il a fait la campagne de 1870 dans l'armée de l'Est, où il a beaucoup souffert, mais sans être jamais malade. Il n'a jamais eu de rhumatisme articulaire, pas

(1) Charcot, progrès médical du 29 juin 1883, n° 23, p. 141.

de battements de cœur avant son accident, ni depuis. Disons tout de suite qu'aujourd'hui son pouls est régulier (80), son cœur a le volume normal, sans bruit de souffle. La seule affection qui mérite d'être signalée, c'est une migraine qui remonte à l'âge de quinze ans, revenant trois ou quatre fois par mois. Ces migraines, qui existent encore depuis son accident, sont assez pénibles quelquefois pour l'obliger à se coucher une heure ou deux. Elles présentent les caractères suivants : (a) la douleur avant de se généraliser occupe habituellement la région frontale droite, un peu au-dessus du sourcil ; (b) elle ne paraît pas s'accompagner de roubles de la vision, il ne connait ni l'hémianopsie passagère, ni le scotôme scintillant ; (c) il n'existe aucun symptôme de la migraine opthalmique, accompagnée par des fourmillements dans les bras, dans les mains, pas d'aphasie temporaire ; (d) ces migraines ne sont jamais suivies de vomissements.

C'est à cela que se réduisent les antécédents pathologiques. En somme, rien à noter qui puisse se rapporter à la maladie actuelle, si ce n'est peut-être la migraine ; c'est là un point que nous aurons à étudier particulièrement dans la suite.

Passons maintenant à l'histoire de la maladie actuelle.

Le 6 octobre dernier, étant à la chasse au renard, il voit tout à coup un animal à demi caché dans les herbes, le prend pour un renard, fait feu et le tue raide ; malheureusement ce n'était pas un renard, c'était le chien d'un ami auquel ce dernier était extrêmement attaché Aussitôt lamentations, pleurs du propriétaire. P. est profondément ému et de la mort du chien et du chagrin de son ami Cependant il continue la chasse, mais sans entrain, mange peu et à contre-cœur. Après le déjeûner, on se remet en chasse. Un lapin passe, P. le couche en joue, mais à ce moment il tombe à terre, il était paralysé du côté droit, assure-t-il. Quelques minutes après, il perdit connaissance.

A partir du moment de l'accident, les souvenirs du malade sont très vagues. Il sait qu'on l'a porté au chemin de fer pour le ramener à T..., et du trajet qui a été d'une heure environ, il a perdu toute souvenance. Un instant, il est revenu à lui à la gare de T..., qu'il a reconnue, mais peu après il perdit de nouveau connaissance. Il raconte, d'après le récit de son entourage, qu'on l'a couché immédiatement, et qu'il a dormi toute la nuit.

Le 10 octobre au matin, lorsqu'il se réveille : 1° Il était complètement paralysé du membre supérieur et du membre inférieur droits, qui étaient absolument flasques et inertes ; 2° Il bredouillait en parlant, disait un mot pour un autre ; sa femme raconte qu'il disait : « j'ai une main dans le soleil » (paraphasie).

Il reconnaissait alors les personnes et les objets, mais ne pouvait les désigner par leur nom, il ne retrouvait même pas le nom de sa femme. Il est impossible de savoir si la bouche et la langue ont été déviées, ni s'il y a eu des troubles de la sensibilité.

Au bout de 4 jours (14 octobre), il commençait à remuer ses membres paralysés, au point de pouvoir se lever. Il assure que le membre supérieur était devenu comparativement beaucoup plus libre que l'inférieur, il a traîné le pied pendant environ un mois.

Le 28 octobre, il se produit un événement important. Il n'éprouvait plus guère de difficulté de la parole, il disait seulement de temps en temps un mot pour un autre. La main était assez libre pour qu'il pût écrire très lisiblement. Il voulait donner un ordre relatif à ses affaires, prit une plume et écrivit ; croyant avoir oublié quelque chose, il redemande sa lettre pour la compléter, veut la relire et c'est alors que se révèle dans toute son originalité le phénomène sur lequel je veux appeler votre attention. *Il avait pu écrire, mais il lui était impossible de relire sa propre écriture.*

Ainsi, voilà un malade devenu tout à coup aphasique ou plutôt paraphasique et hémiplégique du côté droit, au bout de quelques jours l'aphasie disparaît et aussi l'hémiplégie ; le malade peut écrire, il écrit lisiblement pour donner un ordre ; mais lorsqu'il veut se relire, il est incapable de le faire.

Son écriture à cette époque était à peu près ce qu'elle fut quinze jours plus tard, c'est-à-dire trois semaines après l'accident, et dont voici un spécimen. Cette lettre, datée du 1er novembre et adressée à sa mère, est très intéressante à comparer à une autre lettre datée du 22 novembre 1880, c'est-à-dire de trois ans auparavant. La première ne diffère de la seconde que par un léger changement de l'écriture, les lettres étant plus verticales et d'une forme plus enfantine et par quelques fautes d'orthographe qui consistent surtout dans l'oubli des *s* des *x* à la fin des mots et dans l'oubli d'un mot (chez). Nous voyons que, dans des lettres écrites 4, 5 et 6 mois après, ces fautes ont disparu, et que l'écriture a repris la forme normale.

A partir de la même époque, il s'est aperçu qu'il lui était impossible de lire un imprimé, tout autant et encore plus qu'une page d'écriture.

Ici se place un incident intéressant à certains égards, mais que je ne fais que signaler en passant, parce qu'il ne paraît pas se rattacher très directement aux accidents que nous voulons surtout mettre en relief. Quinze jours après l'accident (vers le 24 octobre), il éprouva une douleur vive, lancinante dans l'oreille droite, ayant duré environ deux jours, puis un sifflement constant, s'exagérant quand on lui parlait ou s'il était sous le coup d'une émotion morale.

Mais, voici un fait plus important peut-être, bien qu'il ne rentre pas d'une façon absolue dans le cadre des troubles du langage. Vers le 9 novembre, c'est-à-dire un mois environ après l'accident, il voulut essayer de jouer au billard. Il est droitier, sa main droite parfaitement libre serrait très bien la queue; mais il s'aperçut presque aussitôt de l'impossibilité où il était de jouer. et cette impossibilité tenait à ce que, du côté droit, le champ visuel était pour lui limité au point qu'il ne voyait que la moitié de la bille, et qu'il perdait de vue les billes dès que celles-ci entraient dans la partie droite du champ visuel. C'est là la première mention que nous trouvions dans l'histoire du malade, d'une hémianopsie latérale droite, qui depuis a été étudiée par nous régulièrement, car elle existe encore aujourd'hui, bien qu'atténuée.

En résumé, quand le malade est venu nous consulter le 3 mars 1883, il n'existait plus de paralysie, plus d'aphasie motrice, il peut écrire couramment et régulièrement; mais il lui est impossible de lire les pages d'un livre imprimé ou l'écriture. Il a une hémianopsie droite.

Mais il nous faut actuellement étudier de plus près l'état de notre malade au moment où il s'est présenté à nous pour la première fois. 1° C'est un garçon à l'œil vif. intelligent, à la démarche assurée, aux gestes faciles, ne présentant nullement cet air embarassé et un peu hébète qu'offrent assez vulgairement les aphasiques.

2° Après nous être fait raconter son histoire par lui-même, sous le contrôle de sa femme, alors présente, tâche qu'il a accomplie sans difficulté, sans que nous ayons remarqué dans le débit aucune lenteur, aucune substitution de mots, surtout sans le moindre bégaiement, nous nous sommes assures qu'en effet, bien qu'il pût écrire couramment, il ne savait pas lire. Nous entrerons, sur ce sujet, dans de plus longs détails dans un instant.

Pour le moment, nous voulons relever les faits suivants, constatés au moment de l'entrée : il n'existe aucune déviation de la face ou de la langue, aucune trace de paralysie des membres supérieurs et inférieurs. La marche est libre, il peut se tenir aussi bien sur un pied que sur l'autre.

Force dynamométrique :

3 mars :	main droite....................	60 kil.
—	main gauche....................	50 —
5 avril :	main droite....................	75 —
—	main gauche....................	59 —

On ne constate aucun trouble de la sensibilité tactile, pas d'analgésie, pas d'altération du sens musculaire ; il apprécie bien les poids, la température. Aucune modification du goût, de l'ouïe, de l'odorat, la vision seule est altérée, comme nous allons le voir tout à l'heure. Pas de modification des réflexes rotuliens à droite et à gauche.

L'existence de l'hémianopsie latérale droite est facile à constater par le procédé le plus sommaire ; mais l'étude régulière de la fonction visuelle et l'examen opthalmoscopique devaient nous fournir des résultats plus précis : 1° Il n'existe aucune modification de l'aspect opthalmoscopique ; 2° L'hémaniopsie latérale homonyme droite est limitée par une ligne parfaitement verticale, passant par le point de fixation ; c'est donc une hémianopsie type, telle qu'on est habitué à la rencontrer lorsqu'il s'agit d'une lésion de la bandelette optique ; 2° Pas de diminution de l'acuité visuelle dans l'étendue du champ libre ; 4° Aucune modification de la perception des couleurs.

Nous devons maintenant concentrer particulièrement notre attention sur ce qui concerne l'exercice de l'écriture et de la lecture.

Je dirai d'abord que notre malade ne présente aucun trouble dans les mouvements de la langue ou des lèvres, dans l'articulation des mots ; aucune altération notable dans l'intelligence ; les seules troubles appartiennent à la catégorie des signes (Facultas signatrix). En outre de l'impossibilité ou de la grande difficulté de lire, il y a encore a noter chez lui l'oubli d'un certain nombre de substantifs et de noms propres. Il a retrouvé le nom des personnes qui lui sont proches ; mais il n'a pas encore retrouvé celui des rues de Paris qu'il a autrefois fréquentées. Il voit bien ses rues dans son esprit (mémoire visuelle), et quand il les parcourt il reconnait bien les lieux par où il doit passer, la maison ou il a décidé de s'arrêter ; mais comme il ne peut pas lire le nom de ces rues, et qu'il les a oubliés, il n'ose pas s'aventurer seul. Il reconnait parfaitement les objet usuels et les nomme par leur nom, à mesure qu'on les lui présente.

En ce qui concerne la lecture et l'écriture voici le résumé des études que nous avons faites presque journellement. L'état du malade s'est amélioré aujourd'hui d'une façon notable, il faut donc distinguer deux périodes : l'une du 3 au 30 mars, la seconde du 1er. au 15 avril.

Il écrit sans hésitation son nom et son adresse, une longue phrase et même une longue lettre, sans fautes notables d'orthographe, sans passer de mots. « J'écris, dit-il, comme si j'avais les yeux fermés, je ne lis pas ce que j'écris. » De fait il écrit aussi bien les yeux fermés.

Il vient d'écrire son nom, on lui dit de le lire ; « Je sais bien, dit-il, que c'est mon nom que j'ai écrit, mais je ne puis plus le lire. » Il vient d'écrire le nom de l'hospice, je l'écris à mon tour sur une autre feuille de papier et je lui donne à lire ; il ne le peut pas d'abord ; il s'efforce de le faire, et pendant qu'il se livre à ce travail, nous remarquons qu'avec le out de son index de la main droite il retrace une à une les lettres qui constituent le mot et arrive, après beaucoup de peine à dire « La Salpêtrière ». On écrit « rue d'Aboukir » l'adresse de son ami, il trace avec le doigt dans l'espace les lettres qui composent le mot et après quelques instants dit : « C'est la rue d'Aboukir, l'adresse de mon ami. »

Ainsi, l'alexie n'est pas absolue pour l'écriture. La lecture est seulement extrêmement difficile et elle n'est possible que sous le contrôle des notions fournies par les mouvements exécutés par la main dans l'acte d'écrire. C'est évidemment là le sens musculaire qui est en jeu, et ce sont les notions qu'il fournit qui permettent seules au malade de vérifier les notions vagues qu'il recueille par la vision.

On lui présente une page imprimée. Il dit immédiatement : « Je lis moins bien l'imprimé que l'écriture, parce que pour l'écriture il m'est facile de reproduire mentalement la lettre avec ma main droite, tandis que c'est beaucoup plus difficile pour les caractères imprimés. » Il ne s'était jamais en effet appliqué à tracer avec la main des caractères imprimés : le malade met 8 minutes à la déchiffrer et 3 minutes seulement à lire la même ligne en lettres cursives. On remarque que toujours, en lisant, le malade trace les caractères dans l'espace avec la main droite, on lui met les mains derrière le dos et on lui dit de lire; on le voit alors tracer les lettres avec l'index sur l'ongle du pouce. Pour lire l'imprimé, il lui est commode d'avoir la plume à la main; à l'aide de celle-ci, il se livre à des essais qui lui facilitent la besogne.

Chaque jour, à partir du 5 mars, nous lui donnons un devoir de lecture. Il lit sans écrire, mais en s'aidant toujours de caractères tracés dans l'espace. On remarque que, sous l'influence du traitement, il fait des progrès journaliers. Voici un tableau qui met en relief la marche assez régulièrement croissante des progrès accomplis :

21 mars :	1 minute	43 secondes par ligne.		
23 —	1	—	53	—
24 —	2	—	14	—
25 —	1	—	36	—
26 —	1	—	47	—
27 —	1	—	20	—
28 —	1	—	36	—
31 —	1	—	21	—
1er avril :	1	—	20	—
2 —		—	40	—
3 —		—	37	—
4 —		—	35	—
7 —		—	38	—
8 —		—	36	—
10 —		—	27	—

Après électrisation du grand sympathique au cou :

13 avril :	31 secondes par lignes.
14 —	30 —
15 —	39 —
16 —	25 —

Pour bien faire comprendre l'importance des notions fournies par les mouvements dans la lecture mentale des signes écrits, on fait fermer les yeux au malade, on arme sa main d'une plume, et communiquant à sa main des mouvements passifs, on lui fait écrire sur un papier « Tours, Paris », il dit immédiatement : « Tours, Paris » ; de même si les mouvements passifs ont lieu dans l'espace sans plume.

A propos de la lecture, on fera encore les remarques suivantes. En lisant l'imprimé, le malade ne meut pas ses lèvres, ne parle pas à voix basse, bien que ce soit son habitude dans l'état de santé. Il se contente d'écrire les lettres qu'il connaît mal par la vision, ou de les tracer avec son doigt dans l'espace. Il connaît toutes les lettres de l'alphabet, excepté q, r, s, t, et surtout x, y, z ; et, chose remarquable, les trois dernières lettres qu'il ne reconnaît pas, qu'il ne déchiffre pas quand elles sont isolées, il les écrit facilement quand elles font partie d'un mot ; ainsi il écrit vite les mots : « Xavier, Yvon, Zèbre ». Il a plus de peine à lire quand il est à jeun, mieux après manger. Au bout de 15 à 20 minutes de lecture, il se sent très-fatigué. Si on l'interroge sur le sens de ce qu'il vient de lire avec tant de peine, il se souvient très-peu des détails, à moins qu'il ne s'agisse de chiffres. Ainsi, il ne se rappelle que vaguement que dans l'article qu'il a lu la veille, il s'agissait d'une statue de la République, que celle-ci devait être colossale, mais il se rappelle très-bien les chiffres de 400,000 et 200.000 francs mentionnés dans le journal (Il a fait depuis des progrès sous ce rapport),

Il connaît bien les chiffres, les *voit* bien, additionne bien, multiplie assez bien, mais fait des fautes, si la multiplication est un peu compliquée.

Quand la signification d'un mot lui est connue, il lit plus vite que s'il ne a connaît pas, ainsi :

Républiqne...........	4 à 5 secondes.
Indépendance........	1 minutes.
Ptérigoïdiens.........	4 minutes.

Il répète plusieurs fois : « Quand je veux commencer à lire, même mainenant que j'ai fait des progrès, il me semble que c'est pour la première fois ».

En même temps que l'éducation se refait par l'application journalière hémianopsie se modifie concurremment d'une façon progressive.

En résumé les notions fournies chez ce malade par la vision, dans la lecture, sont vagues et insuffisantes pour l'intelligence du texte, et c'est là ce qui constitue chez lui la *cécité verbale*. S'il peut lire, c'est à l'aide d'un artifice. La série de mouvements qui concourrent à la représentation graphique d'une lettre, d'un mot, éveille seule chez lui le souvenir précis de la lettre, ou du mot.

On pourrait dire d'un seul trait, *qu'il ne lit qu'en écrivant.*

OBSERVATION VII. (Charcot) (1).

Un cas de suppression brusque et isolée de la vision mentale des objets, (formes et couleurs).

M. X...., comme nous l'avons vu était parfaitement sain d'esprit. Tout d'un coup il présenta les signes les plus marqués de cécité psychique avec altération de la vision des formes et des couleurs, et en même temps de la cécité verbale.

.... En outre de la perte de la faculté de la représentation visuelle des objets, la *cécité verbale* existe chez notre malade à un certain dégré. Prié d'écrire les alphabets grec et allemand, il a omis dans la série plusieurs lettres, ainsi en grec, θεζφψχ. Ces lettres sont tracées devant lui, il ne les reconnaît qu'après les avoir tracées lui-même et encore après d'assez longs tâtonnements, après les avoir comparées entre elles. Des mots grecs dans la composition desquels entrent les lettrss en question lui sont dictés ; les comprenant, il les écrit bien et délibérément, tandis que pour lire les mêmes mots écrits par une autre personne, il est obligé d'écrire au préalable ces mots. On voit par là qu'il lui faut compenser à l'aide de la main le défaut de mémoire visuelle des mots dont il est affecté à un certain degré, pour certaines langues.

Cependant les notions appartenant à la catégorie du sens musculaire fournies par les mouvements de la main dans l'acte d'écrire, ne sont pas chez lui d'une intensité exceptionnelle, En effet si, lorsque ses yeux étant

(1) Voir l'observation in extenso dans notre seconde partie, p. 65

fermés, on communique à sa main les mouvements nécessaires pour écrire par exemple le mot Vienne, il est incapable de désigner le mot qu'on lui a fait écrire passivement, il est obligé de le voir et de le lire pour le désigner.

§ II

Etude clinique et anatomo-pathologique de la vision mentale des signes.

DEFINITION

On entend par cécité des mots, le défaut de compréhension des signes de la pensée représentée par l'écriture. Ce trouble précède, accompagne ou suit les désordres de la parole, de nature aphasique (N. Skwortzoff, Loc. cit.

ETIOLOGIE

Contrairement à ce que nous avons vu pour la cécité psychique et corticale, c'est ici le ramollissement par cause de thrombose ou d'embolie, qui est la cause la plus commune de la cécité verbale comme du reste de toutes les formes de l'aphasie. L'artère sylvienne offre en effet une disposition anatomique très propice à ce genre de lésions. D'une part, elle est encore assez volumineuse, de l'autre elle fait suite à la carotide interne, et le sang y arrive ainsi presque en ligne directe depuis le cœur, surtout à gauche. Aussi a-t-on remarqué que c'est de ce côté que siège le plus souvent l'altération. Enfin, arrivé à l'insula, elle se divise en quatre branches qui fournissent à des territoires parfaitement délimités.

Ce n'est pas là, cependant la seule manière dont ce produit l'aphasie. Un ramollissement cérébral de provenance inflammatoire et siégeant sur ces mêmes points déterminés arrivera aux mêmes résultats que ceux obtenus par la nécrobiose dûe à une thrombose ou à une embolie. Mais il est facile de prévoir que dans la généralité des cas, les lésions seront plus diffuses et moins bien localisées, et par là même les phénomènes observés moins nets et moins faciles à analyser.

Un autre fait qui se dégage de tout ceci, c'est que tandis que la perte de la vision mentale des objets arrive la plupart du temps chez des aliénés, alors que l'affaiblissement intellectuel est des plus marqué, ce qui est dû à l'action diffuse des lésions nous verrons que c'est généralement chez des gens sains d'esprit que l'on rencontre la perte de la vision mentale des signes.

FRÉQUENCE

La cécité verbale est un phénomène qui lui aussi a été rarement observé, on n'en cite encore que 16 cas. Peut-être devons nous ce petit nombre en partie à l'ignorance dans laquelle on était jusqu'à ces derniers temps des formes différentes et distinctes que pouvait présenter l'aphasie. Il faut beaucoup de soins pour rechercher ces symptômes et les analyser nettement.

Tout ce que l'on a dit de la fréquence de l'aphasie en général peut se rapporter à ce symptôme qui en est un élément constitutif. Cependant nous devons ajouter cette particularité très importante, c'est que nous ne pourrons pas trouver de la cécité verbale chez n'importe quel malade, celui-ci doit remplir des conditions spéciales, c'est-à-dire qu'il est indispensable qu'il sache lire et écrire. Sans ces deux fonctions, il ne peut pas avoir la mémoire graphique des lettres et des mots, il lui est donc impossible de la perdre. Il pourra présenter de l'aphasie motrice (Bouillaud-Broca), les lésions pourront toutes exister, mais le symptôme cécité verbale fera dans ces cas toujours défaut.

ÉVOLUTION CLINIQUE. — CARACTÈRES

Le début est généralement soudain. Le malade, surpris au milieu de ses occupations journalières, tombe tout d'un coup, ordinairement privé de connaissance. Lorsqu'il revient à lui, il est paralysé du côté droit, et s'il veut parler, il ne peut plus coordonner les syllabes qui composent les mots qu'il veut dire. Ou bien il bredouille en parlant, dit un mot pour un autre (paraphasie), ou bien il n'a plus qu'une ou deux expressions à son service qu'il répétera à propos de tout (aphasie motrice). Rarement ces premiers troubles manquent, car se sont les trois premières branches de bifurcation de la Sylvienne qui ont le plus de chance d'être tout d'abord obstruées, ensuite ces symptômes s'imposent d'eux-mêmes et il n'est pas nécessaire de les rechercher pour s'en apercevoir. Mais si l'on continue l'examen, on interroge le malade, qui vous écoute, vous entend et vous comprend très bien. Il veut écrire, et il le fait sans difficulté, mais s'il ouvre un livre, ou s'il veut se relire, il constate que cela ne lui est pas possible. Les lettres n'ont plus aucune signification pour lui, elles n'éveillent aucune idée, il est *aveugle verbalement*. C'est là, la véritable cécité des mots (Wortblindheit) de Küssmaul.

Nous avons relevé une légère modification dans le cas de Déjérine (obs. III), dans lequel la femme, semblable à Zordat (de Montpellier) lisait encore mais sans comprendre d'une façon tout-à-fait automatique et reflexe. Chez plusieurs la possibilité de déchiffrer les mots qu'ils voyaient ne leur était conservée qu'en faisant appel à un autre sens. Le malade traçait dans l'espace avec son doigt les lettres qu'il suivait des yeux, et ce n'était que grâce aux données que lui fournissait sa mémoire musculaire des mouvements qu'il employait pour dessiner ces lettres, qu'il arrivait à les reconnaître (malade de Westphal, et obs. VI et VII). Aussi nous avons remarqué un fait très curieux, c'est que nos aphasiques atteints de cécité verbale arrivent plus facilement à reconnaître un mot manuscrit qu'un mot imprimé (obs. IV et VI]. Le sens du toucher peut encore venir suppléer cette mémoire perdue et servir à sa rééducation (cas de Melle N. Skwortzoff).

La cécité verbale peut exister à l'état de pureté, tous les autres troubles concomitants ayant disparu, mais comme nous l'avons vu, grâce à la division dicothomique de la sylvienne au niveau de l'insula de Reil, ce fait sera rare et souvent d'autres lésions seront signalées avec elle. Dans tous les cas, jamais l'examen ophthalmoscopique ne révèlera d'altération des milieux de l'œil.

Comme pour la cécité psychique, la perte de la mémoire des mots peut-être complète où n'être que partielle. Dans ce cas le malade continue à reconnaître quelques lettres et quelques mots (obs. IV et VII).

Les troubles qui accompagnent la cécité verbale peuvent siéger, soit sur la vue, soit en dehors d'elle.

1° Pour la vue, nous n'en voyons que de très vagues exemples dans les observations citées jusqu'à présent.

Le trouble qui a été le plus souvent relaté et même confondu avec la cécité des mots, c'ést l'aphasie avec hémiopie bilatérale. Küssmaul et M. Charcot insistent beaucoup sur la coexistence de ces deux symptômes, et la possibilité de confusion. Nous n'entreprendrons pas ici une discussion en règle sur ce sujet, qui exigerait de très longs développements. Il nous suffit d'attirer l'attention sur ce point qui a paru si fréquent à M. Charcot, qu'il est tout près de croire que le lieu de la lésion qui produit cette hémianopsie de cause cérébrale d'origine corticale pourrait bien être à peu près le même que celui qui préside à la cécité des mots. Peut-être que sans se superposer nécessairement ils sont seulement contigus, car on peut citer des exemples d'hémianopsie cérébrale sans cécité verbale et de cécité verbale sans hémianopsie. Des observations ultérieures permettront seules de juger la valeur de cette supposition (Charcot).

2° Nous citerons simplement les symptômes en dehors de la vue, qui se sont rencontrés le plus souvent chez les malades que l'on a pu jusqu'ici examiner. Les plus fréquents sont l'aphasie motrice (Bouillaud-Broca) et l'hémiplégie droite (obs. I, II, III, IV, VI). Ils persistent parallèlement à la cécité verbale, ou bien ils disparaissent assez rapidement (obs. VI).

Viennent ensuite les troubles des autres parties du langage, surdité verbale, agraphie, (obs. V), etc.

Enfin nous avons vu que la perte de la vision mentale des signes peut accompagner la perte de la vision mentale des objets (obs. I et II). C'est surtout dans ces cas que nous avons vu très-souvent la confusion se produire. Les auteurs qui l'ont faite sentaient bien qu'il y avait une différence, mais le petit nombre de cas observés ne permettait pas encore de faire ressortir clairement les caractères propres à chacun de ces symptômes et d'établir une distinction suffisamment nette pour édifier un diagnostic.

Pour ne citer qu'un exemple, nous donnerons ici l'opinion de Wernicke à ce sujet.

Wernicke (1) désigne tout ces troubles sous les noms alexie asymbolie, cécité psychique.

« Çà et là on a observé dans la sphère du nerf optique des

---

(1) Wernicke, Lehrbuch der gehirnkrankheiten (1881)— Seelenblindheit. tome I, p. 339.

phénomènes qui doivent être rattachés à des lésions de son expansion corticale. Il s'agit de la suspension des conceptions visuelles ou des images du souvenir d'ordre optique. L'exemple plus connu de cet ordre est constitué par l'alexie, l'impossibilité de lire, parce que les images du souvenir d'ordre qui concernent les lettres et les mots sont absents. La plupart du temps l'alexie accompagne d'autres perturbations aphasiques, mais il peut arriver que ces dernières ne soient que peu considérables et que l'alexie constitue le trouble principal, ou même demeure seule après que les autres phénomènes aphasiques ont disparu. Ce qui est remarquable, c'est que de tels malades peuvent encore écrire, qu'un malade que j'ai observé était même en état de se rendre compte de la valeur des mots, puisqu'il pouvait écrire des caractères qu'il avait vus. Cette circonstance prouve qu'il n'est pas possible qu il s'agisse d'une perte de fonction isolée portant sur les images du souvenir d'ordre optique des caractères, mais que nous avons affaire à un phénomène secondaire, peut-être à une interruption dans la conductibilité des voies d'association qui rejoignent l'image du souvenir optique et l image phonétique qui lui correspond. Comme l'apprentissage de la lecture repose sur l'exercice de ces voies d'association, l'interruption des conducteurs expliquerait parfaitement la perte de la fonction. Telle est d'ailleurs l'opinion d'autres auteurs également. « Jamais en tous cas il ne parait y avoir eu d'accidents de cette sorte, spécialement limités au domaine des caractères écrits (1). » On observe la disparition des images du souvenir d'ordre optique dans la paralysie générale. Elle progresse lentement et elle forme un élément constitutif fondamental de la démence. Il est des cas rares dans lesquels ce trouble se montre sous la forme apoplectique à la suite d'un accès congestif, qui du reste ne se différencie pas des autres accès de ce genre.

(1) Nous avons vu que ceci n'est pas exact. Un assez grand nombre d'observations est venu démontrer que la perte de la mémoire des caractères écrits pouvait se rencontrer seule a l'exclusion de toutes autres.

Finkelnburg a décrit avec précision certains des symptômes de cette catégorie. Il en fait l'élément fondamental du tableau clinique de l'aphasie, et propose en conséquence de remplacer la dénomination usitée par le terme d'asymbolie. Dans mon travail sur l'aphasie j'ai essayé de préciser avec plus d'exactitude a notion d'asymbolie; j'y faisais rentrer la perte des images du souvenir d'ordre optique et celle des images du souvenir d'un autre ordre qui concourt à fournir la notion de l'objet. Plus tard je l'ai employé dans le même sens que la cécité psychique de Munk, mais actuellement je préférais le nom de cécité psychique toutes les fois où il existe un déficit pur des images du souvenir d'ordre optique. Toutefois les cas que j'ai observés s'ils étaient dans leurs symptômes fondamentaux des cas de cécité psychique, présentaient en outre des lacunes marquées pour les autres impressions sensuelles quant à l'intelligence des objets. C'est pourquoi le nom d'asymbolie est celui qui convient le mieux parce qu'il embrasse davantage. Il est probable que c'est ce phénomène que M. Jackson désigne sous le nom *d'imperception*. Les malades demeurant dans la situation où on les met, ils n'ont aucune volonté, et ils ne saisissent pas ce que l'on veut d'eux. Commence-t-on à les dévêtir, ils continuent à enlever leurs vêtements machinalement. Une fois qu'ils sont nus on leur donne leurs vêtements un à un dans la main sans qu'ils sachent qu'en faire ni par où commencer. Mais si à titre d'exemple on se met à jeter les vêtements sur l'épaule, ils font de même. Le malade reste donc frissonnant, ne sachant que faire de ses vêtements paraissant en avoir oublié l'usage. Il ne sait pas davantage c qu'il lui faut faire de quelque objet que ce soit. Il a faim et cependant il ne se met pas à manger, ce n'est que lorsqu'on a commencé à l'alimenter qu'il fait attention à l'utilité des aliments. Il est incapable de reconnaître les personnes ni les lieux, mais il voit et il évite les obstacles.

« Il montre également son empressement à exécuter les ordres qu'on lui donne, à la condition qu'on se soit fait comprendre de lui. (Il possède donc une certaine intelligence), mais il est impossible d'y arriver par la parole. Il entend bien ce qu'on lui dit mais il ne le comprend pas. Pour y parvenir, le mieux est de commencer à exécuter les mouvements qu'on veut lui faire faire.

« Dans un cas de ce genre qui fut autopsié, l'écorce des deux lobes occipitaux et temporaux était remplie de petites hémorragies qui siégeaient de préférence au voisinage des cellules nerveuses, qui, comme on sait, sont associées par séries. L'état macroscopique se résolvait en une atrophie générale du cerveau. »

Nous voyons par ce simple passage que Wernicke confondait sous le même titre, la cécité psychique, la cécité et la surdité verbales. Nous avons suffisamment insisté sur les caractères distinctifs de chacun de ces symptômes pour n'avoir pas à y revenir ici.

ANATOMIE PATHOLOGIQUE ET PATHOGÉNIE.

Si nous nous trouvions pauvres en fait d'observations suivies d'autopsies bien nettes, lorsque nous avons étudié la vision mentale des objets, notre champ de recherches se resserre encore davantage lorsque nous abordons la vision mentale des signes. Ici du moins aucune expérience physiologique sur les animaux ne nous vient en aide pour nous indiquer le point lésé sur lequel nous devions tout particulièrement porter notre attention. Les phénomènes que nous avons observés sont des éléments constitutifs du langage articulé, et par conséquent sont l'apanage exclusif de l'homme. Les données anatomo-pathologiques seront donc les seules sur lesquelles nous puissions baser des conclusions.

Or, nous dit M. Charcot, (1) les cas de cécité verbale suivis

---

(1) M. Charcot, leçons cliniques à la Salpétrière, Progrès Médical du 16 juin 1883, n° 24, p. 741.

d'autopsie sont au nombre de trois, l'un appartient à M. Déjérine (1), un autre à M. Chauffard (2), un troisième à MM. d'Heilly et Chantemesse (3). Malheureusement, l'histoire clinique de tous ces cas a laissé à désirer, parce que la cécité des mots se trouve compliquée, dans une forte mesure de surdité des mots. Toutefois, ces trois observations, les seules, si je ne me trompe, sur lesquelles on puisse fonder une tentative de localisation anatomique, concordent parfaitement sur un point : dans toutes, la lésion prédomine sur le lobule pariétal inférieur, avec ou sans participation du lobule du pli courbe et de la première circonvolution temporale.

« C'est donc dans le *lobule pariétal inférieur, avec ou sans participation du lobule du pli courbe*, que siégerait la lésion qui tient sous sa dépendance la cécité verbale. Il est bien entendu que nous ne nous arrêtons à cette localisation que sous toutes réserves, et nous l'indiquons seulement comme vraisemblable dans l'état actuel de la science sur ce sujet. »

Pour en finir, il nous reste encore à rechercher en quoi consiste l'altération qui détermine le plus souvent la cécité verbale, et par quel mécanisme elle se développe.

L'artère sylvienne, avons-nous dit, arrivée au niveau de l'insula de Reil se divise en quatre branches qui serpentent dans les sillons qui séparent les circonvolutions de ce lobule pour se montrer ensuite sur la face externe de l'hémisphère cérébral où elles abordent chacune une circonvolution.

La première de ces branches se porte en avant dans la 3e circonvolution frontale (artère de la 3e circonvolution frontale). Son oblitération produirait l'aphasie motrice (type Bouillaud-Broca).

---

(1) Skwortzoff : Loc. cit., p. 52.

(2) Chauffard : Revue de médecine, T. I., 1881, p. 393. — Rappelons encore en passant que la cécité verbale n'a pas été spécifiée d'une manière bien nette dans son observation, c'est surtout la cécité psychique qu'il a bien décrite.

(3) D'Heilly et Chantemesse : Progrès médical, 1883.

La deuxième monte sur la circonvolution frontale ascendante qu'elle parcourt de bas en haut jusqu'au voisinage du lobule paracentrale (artère de la circonvolution frontale ascendante).

Le troisième se comporte de la même manière sur la circonvolution pariétale ascendante (artère de la circonvolution pariétale ascendante). La lésion de ces deux artères, 2e et 3e, amène la paralysie des membres du côté droit.

La quatrième se dirige en arrière dans le prolongement postérieur de la scissure de sylvius et se rend au lobule pariétal inférieur, au lobule du pli-courbe et à la circonvolution temporale (1). Lorsque l'oblitération porte surtout sur les petites branchioles supérieures et que le territoire nécrosé siège sur le lobule pariétal inférieur avec ou sans participation du lobule du pli-courbe (Charcot), nous avons la *cécité verbale*. Si la lésion porte principalement sur les branchioles inférieures et par là même sur la première circonvolution temporale, nous obtenons la surdité verbale (Charcot).

Il est bien entendu que dans cette description, nous avons toujours eu en vue le côté *gauche*, puisqu'il est reconnu et admis que le siège de la faculté du langage réside dans l'hémisphère gauche du cerveau.

Nous comprenons facilement par ce rapide exposé combien doivent être rares ces symptômes à l'état de pureté, tandis que altération simultanée de plusieurs d'entre eux doit être généralement la règle.

A quoi attribuer la lésion des branches artérielles ? A trois causes : spasme, thombrose, embolie. Il semble en effet que la répétion du spasme vasculaire ait pour conséquence, dans certains cas, d'amener (Galezowsky) à la longue dans les parois des vaisseaux des modifications profondes, puisque dans la migraine opthalmique, tout au moins, nous voyons soit l'hémianopsie, soit l'aphasie, d'abord transitoires, s'établir quel-

(1) Pour la partie anatomique, J.-A. Fort, leçons sur les centres nerveux, 1877-1878, p. 78 et 79.

quefois à titre de symptômes plus ou moins permanents (Charcot, Loc. cit.).

Une fois une des branches de l'artère obstruée, le territoire cérébral auquel elle fournit s'ischémie, puis se nécrobiose en passant par les différents stades du ramollissement que nous avons déjà signalés à propos de la pathogénie de la vision mentale des objets (1).

Enfin, la lésion peut provenir d'inflammation à la suite d'une méningo-encéphalite localisée à cette région.

Ce cas est très rare, nons n'insisterons pas.

A en juger d'après l'histoire des cas publiés jusqu'ici, la cécité verbale une fois établie ne rétrograde guère et reste à l'état d'infirmité indélébile (Charcot).

DIAGNOSTIC.

La cécité verbale ne peut être diagnostiquée que chez les personnes qui savent lire et écrire.

Il est facile de la distinguer de la cécité psychique. Ici tout paraît étrange au malade, il ne reconnaît rien de ce qui l'entoure, les rues qu'il fréquentait le plus souvent lui semblent inconnues, mais il continue à lire leur nom sur les écriteaux, les annonces sur les boutiques, en un mot il conserve complètement la mémoire de signes graphiques du langage. Dans le second cas c'est cette faculté seule qui a disparue. Où il y a plus de difficultés, c'est dans les affections où la perte de la mémoire des objets est accompagnée d'un affaiblissement total de l'intelligence, en un mot lorsque la démence est confirmée.

Il est assez délicat aussi, comme le fait remarquer Kussmaul de distinguer la cécité verbale de l'aphasie accompagnée d'hé-

---

(1) Voir deuxième partie, p. 105.

miopie bilatérale. Ici aussi s'applique l'objection de Mauthner. Un malade atteint d'hémiopie bilatérale pourra ne pas y voir suffisamment pour lire, pour reconnaître les lettres, mais cependant il verra. Or comme en même temps il est aphasique et qu'il ne peut pas parler, il ne peut guère nous exprimer ses sensations, surtout s'il est aussi agraphique. Pour arriver à établir avec assez de sûreté son diagnostic, il faut pouvoir obtenir du malade qu'il vous dise ou vous montre si les lettres qu'on lui nomme ont encore une signification dans son idée, si ce ne sont pas pour lui des signes absolument dénués de sens. Ce trouble ne provient pas uniquement de l'amblyopie puisque il peut très bien ramasser de petits objets comme des épingles.

Enfin Mlle N. Skwortzoff a signalé dans sa thèse la possibilité de confusion entre la cécité des mots et cette forme d'aphasie, qui porte le nom d'aphasie ataxique. Les malades atteints de cette dernière forme d'aphasie, tout en ayant conservé la lecture mentale, tout en comprenant ce qu'ils lisent, ce dont il est facile de s'assurer, sont en même temps incapables de lire à haute voix, parce qu'ils ont perdu la mémoire de l'articulation des mots. Témoin le cas de Martinet, cité par Bouillaud dans son traité de l'encéphalite, qui appartient à cette forme d'aphasie, et qui est placé à côté des cas de cécité.

Il faut toujours avoir soin d'examiner les yeux du patient à l'ophthalmoscope, et si c'est possible, au périmètre.

Une fois le diagnostic bien posé, on est jusqu'à present en droit de supposer une lésion de l'écorce du lobule pariéta inférieur gauche avec ou sans participation du lobule du pli courbe.

CONCLUSIONS

1° La cécité verbale ou perte de la vision mentale des signes, a été souvent confondue avec la cécité psychique ou perte de la visión mentale des objets. Nous avons vu cependant qu'elle s'en différencie par son évolution, par sa pathogénie et par le siège de ses lésions.

2° Ces deux symptômes peuvent coexister chez le même malade, au même titre que la perte d'autres mémoires partielles, mais on peut toujours les distinguer, sauf dans les cas de démence confirmée.

3° La cécité verbale ne peut exister que chez les personnes qui savent lire et écrire.

4° Les autres sens et surtout le toucher peuvent servir à sa rééducation. En effet, l'exercice, l'habitude font naître entre les différents centres, où se forment les images sensitives d'un objet quelconque des associations secondaires. C'est grâce à ces nouveaux liens organiques qu'une seule image d'un objet peut éveiller une autre image de cet objet et même l'idée entière, c'est-à-dire toutes les images de cet objet; comme au timbre de la voix, par exemple, nous reconnaissons une personne sans la voir. Ainsi chez Mme Ch. c'était l'image tactile qui remplaçait chez elle l'image visuelle pour réveiller le nom de la lettre (N. Skwortzoff).

5° La cécité verbale est très souvent accompagnée d'aphasie, phénomène très rare dans la perte de la vision mentale des objets.

6° La lésion cérébrale semble devoir siéger sur le lobule pariétal inférieur gauche avec ou sans participation du lobule du pli courbe (Charcot).

CONCLUSIONS GÉNÉRALES

1° L'existence de la *vision mentale* nous est prouvée aussi bien par les expériences de physiologie sur les animaux, que par les modifications pathologiques que nous pouvons observer chez les malades.

2° Elle se présente à nous sous deux caractères différents : *vision mentale des objets, vision mentale des signes.*

3° Dans le premier cas, si nous n'observons que la perte des images commémoratives du souvenir, avec conservation de la vue, c'est la *cécité psychique*, si les conceptions et les perceptions disparaissent à la fois, c'est la *cécité corticale.*

4° Dans le second cas, la perte du souvenir des signes du langage écrit, constitue la *cécité verbale.*

5° La perte de ces différentes mémoires peut se réparer par la rééducation des centres nerveux subsistants en rapport avec notre vue, grâce à nos autres sens et particulièrement le toucher. Mais si tous ces centres ont été détruits, la lésion est alors indélébile.

6° C'est surtout chez les paralytiques généraux que se remarque l'altération de la vision mentale des objets. Sa cause la plus habituelle est une méningo-encéphalite.

7° La lésion de la vision mentale des signes est plutôt l'apanage des apoplectiques. Elle est dûe presque toujours à un ramollissement suite d'embolie ou de thrombose dans une des branches de l'artère sylvienne gauche.

8° Le centre de la vision mentale résiderait dans l'écorce des parties postérieures du cerveau.

9° Pour la vision mentale des objets, ce serait dans l'écorce des lobes occipitaux (Munk), du gyrus angulaire. (Ferrier).

10° Pour la vision mentale des signes, ce siège serait le lobule pariétal inférieur gauche avec ou sans participation du lobule du pli courbe (Charcot).

INDEX BIBLIOGRAPHIQUE

Ribot. Les maladies dela mémoire.

Taine. De l'intelligence.

Lewes. Problems of Life and Mind.

Dugald Steward. Philosophie de l'esprit humain,

Gall. Fonctions du cerveau.

H. Munk. Verhandlungen der physiologischen gesellschafts zu Berlin (1876-1879).

Mauthner. Vortraege aus dem gesammtgebiete der augenheilkunde. Gehirn und auge Wiesbaden, 1881.

Goltz. Ueber die Verrichtungen des grosshirns, gesammelte Abhandlungen. — Bonn. 1881.

David Ferrier. Les fonctions du cerveau.

Bastian. Paralysis from Brain Disease.

H. Duret. Traumatismes cérébraux, 1875.

H. Duret. Physiologie des localisations cérébrales en Allemagne. — Progrès médical 8 mars 1879.

Sigbert Ganser, Arch, f. psych. XIII. Sur la disposition centrale et périphérique des fibres du nerf optique, et sur le tubercule bigéminé antérieur.

Charcot. Leçons sur les localisations dans les maladies du cerveau, 1e Fasicule (1876).

Nothnagel. Topische diagnostik der Gehirn Krankheiten Berlin 1879. Traduction française sous presse de M. le docteur P. Kéraval, chez Delahaye et Lecrosnier, Paris, 1884.

Progrès médical (1875-août), (1879, n° 10), (1880, n° 31), (1882, n° 31), (1883, n° 2, 23, 24, 25, 29).

Wilbrand. Ueber Hemianopsie und ihr verhältniss zur topischen diagnose der gehirnkrankheiten, Berlin 1881.

Stinger. Archives für psychiatrie und nervenkrankheiten (1882), article die cerebralen sehstorungen der paralytiker.

Chauffard. Revue de médecine 1881.

Quaglino. Annales d'occulistique, 1867.

Kussmaul. Die storungen der sprache, Leipzig, 1877.

Mlle N. Skwortzoff. De la cécité et de la surdité des mots dans l'aphasie, thèse de Paris, 1881.

Wernicke. Lehrbuch der gehirnkrankheiten (1881).

J.-A. Fort. Leçons sur les centres nerveux (1877-1878).

Francis Galton. Inquiries into human Faculty ; mental Imagery, London, 1883.

QUESTIONS

ANATOMIE. — Du cœur et de ses vaisseaux.

PHYSIOLOGIE. — Élasticité et contractilité artérielles.

CHIMIE. — Composés usuels de potasse et de soude.

HISTOIRE NATURELLE. — Anatomie de la feuille. Des glandes qu'elle renferme.

PATHOLOGIE EXTERNE. — Des lignes de l'hydrocèle de la tunique vaginale.

PATHOLOGIE INTERNE. — Des péricardites latentes.

PATHOLOGIE GÉNÉRALE. — Des fièvres en général.

HISTOLOGIE ET ANATOMIE GÉNÉRALE. — Foie et bile.

ANATOMIE PATHOLOGIQUE. — Thrombose et embolies.

MÉDECINE OPÉRATOIRE. — Des différents procédés de désarticulation du poignet.

MATIÈRE MÉDICALE. — Des eaux minérales sulfureuses.

THÉRAPEUTIQUE. — De l'emploi thérapeutique de l'iodure de potassium.

HYGIÈNE. — Des causes de la Pellagre.

MÉDECINE LÉGALE. — De l'avortement tenté ou provoqué par des substances abortives.

ACCOUCHEMENT. — De l'hydrorrhée pendant la grossesse.

Paris. — Imp. 14, rue des Jeûneurs, Devillaire, dir.

PUBLICATIONS DE LA LIBRAIRIE A. DELAHAYE E. LEGROSNIER

ÉDITEURS.

CHARCOT, professeur à la Faculté de médecine de Paris, etc. **Leçons sur le système nerveux.** faites à la Salpêtrière, recueillies et publiées par le Dr BOURNEVILLE, rédacteur en chef du *Progrès médical.* 3e édit., revue et augmentée. 2 vol. in-8 avec 50 fig. intercalées dans le texte et 21 planches, dont 15 en chromolithographie, 1880 .... 28 fr.
Cartonné .... 30 fr.

CHARCOT. **Leçons sur les localisations dans les maladies du cerveau et de la moelle épinière,** faites à la Faculté de médecine de Paris ; recueillies et publiées par les Drs BOURNEVILLE ET BRISSAUD. 1 vol. in-8 avec 89 fig. intercalées dans le texte. 1878-80 .... 11 fr.
Cartonné .... 12 fr.

RICHER (Paul), ancien interne, lauréat des hôpitaux de Paris. **Études cliniques sur l'hystéro-épilepsie ou grande hystérie,** précédées d'une lettre-préface de M. le professeur J.-M. Charcot 1 vol. in-8 avec 105 fig. intercalées dans le texte et 9 gravures à l'eau forte 1881 .... 19 fr.
Cartonné .... 20 fr.

LUYS, membre de l'Académie de médecine, médecin de la Salpêtrière, etc. **Traité clinique et pratique des maladies mentales.** 1 vol. in-8 avec 27 fig. intercalées dans le texte et 10 planches coloriées et photomicrographiques .... 17 fr.
Cartonné .... 18 fr.

GRASSET, professeur agrégé à la Faculté de médecine de Montpellier, etc. **Traité pratique des maladies du système nerveux.** 2e édit. 1 vol. in-8 avec 35 figures, intercalées dans le texe, et 10 planches en chromolithographie et photoglyptie 1880 .... 25 fr.

GRASSET. **Des localisations dans les maladies cérébrales.** 3e édit. 1 vol. in-8 avec 8 figures dans le texte et 6 planches 1880. 9 fr.

BOURNEVILLE et P. RENARD. **Iconographie photographique de la Salpêtrière** (service de M. le professeur Charcot). Tome 1er **Hystéro-épilepsie. Attaques.** 1 vol, petit in-4 avec 40 photographies 1878. Broché .... 30 fr.
Relié en demi-chagrin rouge, doré en tête non rogné avec coins 36 fr.
Tome II **Épilepsie partielle. Hystéro-épilepsie. De l'hystérie dans l'histoire.** 1 vol. petit in-4, avec 39 photographies. 1878 .... 30 fr.
Relié .... 36 jr.
Tome III **Du sommeil, du somnambulisme, du magnétisme, des zones hystérogènes chez les hystériques.** 1 vol, petit in-4 avec 20 photograpgies, 1881 .... 30 fr.
Relié .... 36 fr.

BOURNEVILLE, rédacteur en chef du *Progrès médical,* **Recherches cliniques et thérapeutiques sur l'épilepsie et l'hystérie.** Compte rendu des observations recueillies à la Salpêtrière de 1873 à 1876. 1 vol. in-8 avec 3 planches. 1876 4 fr.

GRIESINGER, professeur de clinique médicale et de médecine mentale à l'Université de Berlin. **Des maladies mentales et de leur traitement.** Ouvrage traduit de l'allemand sous les yeux de l'auteur par le Dr BAILLARGER médecin de la Salpêtrière, membre de l'Académie de médecine. 1 vol. in-8. 1868. 9 fr.

FABRE, professeur de clinique interne, etc. **Les relations pathogéniques des troubles nerveux,** ou les troubles nerveux étudiés dans leurs rapports réciproques de cause à effet avec les autres phénomènes morbides. Leçons recueillies par le Dr AUDIBERT. 1 vol. in-8 1880 8 fr.

DURET, aide d'anatomie a la Faculté de médecine de Paris, etc. **Etudes expérimentales et cliniques sur les traumatismes cérébraux.** Tome I, 1 vol. in-8 avec 38 figures dans le texte et 19 planches dont 8 en chromolithographie. 1878 .... 15 fr.

Paris. — Imp. Centrale, 14, rue des Jeûneurs. Devillaire, directeur.

www.ingramcontent.com/pod-product-compliance
Ingram Content Group UK Ltd.
Pitfield, Milton Keynes, MK11 3LW, UK
UKHW021119220726
13924UKWH00004B/1804